Praxis der Tau...

Physiologie – Pathologie –

Rudolf B. Holzapfel

26 Abbildungen, 4 Tabellen
2. überarbeitete Auflage

Georg Thieme Verlag Stuttgart · New York 1993

Dr. med. Rudolf B. Holzapfel
Am Brunnenfeld 15
8902 Neusäß

Die Deutsche Bibliothek – CIP-Einheitsaufnahme
Holzapfel, Rudolf B.:
Praxis der Tauchmedizin: Physiologie – Pathologie – Therapie;
4 Tabellen / Rudolf B. Holzapfel. – 2., überarb. Aufl. –
Stuttgart; New York: Thieme, 1993

Wichtiger Hinweis: Wie jede Wissenschaft ist die Medizin ständigen Entwicklungen unterworfen. Forschung und klinische Erfahrung erweitern unsere Erkenntnisse, insbesondere was Behandlung und medikamentöse Therapie anbelangt. Soweit in diesem Werk eine Dosierung oder eine Applikation erwähnt wird, darf der Leser zwar darauf vertrauen, daß Autoren, Herausgeber und Verlag große Sorgfalt darauf verwandt haben, daß diese Angabe dem Wissensstand bei Fertigstellung des Werkes entspricht.
Für Angaben über Dosierungsanweisungen und Applikationsformen kann vom Verlag jedoch keine Gewähr übernommen werden. Jeder Benutzer ist angehalten, durch sorgfältige Prüfung der Beipackzettel der verwendeten Präparate und gegebenenfalls nach Konsultation eines Spezialisten festzustellen, ob die dort gegebene Empfehlung für Dosierungen oder die Beachtung von Kontraindikationen gegenüber der Angabe in diesem Buch abweicht. Eine solche Prüfung ist besonders wichtig bei selten verwendeten Präparaten oder solchen, die neu auf den Markt gebracht worden sind. Jede Dosierung oder Applikation erfolgt auf eigene Gefahr des Benutzers. Autoren und Verlag appellieren an jeden Benutzer, ihm etwa auffallende Ungenauigkeiten dem Verlag mitzuteilen.

Geschützte Warennamen (Warenzeichen) werden *nicht* besonders kenntlich gemacht.
Aus dem Fehlen eines solchen Hinweises kann also nicht geschlossen werden, daß es sich um einen freien Warennamen handele.

Das Werk, einschließlich aller seiner Teile, ist urheberrechtlich geschützt. Jede Verwertung außerhalb der engen Grenzen des Urheberrechtsgesetzes ist ohne Zustimmung des Verlages unzulässig und strafbar. Das gilt insbesondere für Vervielfältigungen, Übersetzungen, Mikroverfilmungen und die Einspeicherung und Verarbeitung in elektronischen Systemen.

© 1982, 1993 Georg Thieme Verlag, Rüdigerstraße 14, D-7000 Stuttgart 30
– Printed in Germany –

Satz: Concept GmbH, D-8706 Höchberg (Apple Macintosh II/Linotronic 300)
Druck: Druckhaus Götz GmbH, D-7140 Ludwigsburg

ISBN 3-13-631302-X   1 2 3 4 5 6

Vorwort

Im Zeitalter des Massentourismus und der zunehmenden sportlichen Freizeitgestaltung hat der Tauchsport ohne und mit Tauchgerät in den letzten Jahren erheblichen Zulauf gewonnen. Noch vor Jahren wurde das Tauchen als eine exotische Sportart angesehen, die von einigen wenigen Abenteuerlustigen ausgeübt wurde. Heute geht die Anzahl derer, die mit einer Tauchmaske Einblick in die schweigende Welt unter Wasser gewinnen, sicherlich in die Millionen; bei den Gerätetauchern, die ständig oder zumindest im Urlaub tauchen, geht man im deutschsprachigen Raum von weit mehr als einer viertel Million aus, mit ständig steigender Tendenz.

Während früher Tauchuntersuchungen für den niedergelassenen Arzt zu den Raritäten gehörten, werden jetzt zunehmend häufiger tauchspezifische Fragen an ihn herangetragen, entweder in Form der Tauchtauglichkeitsuntersuchung oder bei der Therapie leichterer Tauchzwischenfälle. Leider steigt auch die Zahl schwerer oder sogar tödlicher Tauchunfälle, so daß der klinisch tätige Arzt mit entsprechenden Fällen konfrontiert werden kann und oft mit schwierigen Problemen, auch versicherungsrechtlicher Art, in Berührung kommt. Die Tauchmedizin ist ein Spezialgebiet der Arbeits- und Sportmedizin, über das in gängigen Lehrbüchern verhältnismäßig wenig zu finden ist. Obwohl die hyperbare Medizin schon seit fast 100 Jahren als Spezialzweig bekannt ist, hat sie bisher kaum Eingang in die ärztliche Praxis gefunden, und die Zahl der Ärzte, die mit den technischen, physikalischen und medizinischen Problemen des Tauchens vertraut sind, ist äußerst gering.

Anliegen dieses Buches ist es, in knapper Form auf die wesentlichen, den Arzt, aber auch einschlägig vorgebildete medizinische Laien wie Tauchlehrer interessierende Probleme einzugehen. Dabei wird eine Reihe klinischer Fachgebiete angesprochen: Physiologie, Pathologie, Kardiologie, Pulmonologie, Hals-Nasen-Ohren-Heilkunde, Neurologie und Psychiatrie, Sport- und Arbeitsmedizin, Orthopädie und Rechtsmedizin.

Insbesondere auf dem Gebiet der Dekompressionsforschung haben sich in den letzten Jahren Erkenntnisse ergeben, die eine Neugestaltung der Austauch- und Behandlungstabellen erforderlich machten. Die technische Entwicklung hat eine Innovation, den Tauchcomputer, gebracht, ohne den heute Gerätetauchen nicht mehr vorstellbar ist.

In diese Neuauflage sind neue gesicherte Erkenntnisse eingeflossen, und einige Kapitel wurden erweitert. Hinweise von Fachkollegen und Tauchlehrern habe ich gerne aufgenommen und berücksichtigt. Zwangsläufig ergab sich eine gründliche Überarbeitung einiger Kapitel, der Umfang wurde trotzdem nur auf das notwendige Maß erweitert.

Dank ist den schon in der ersten Auflage erwähnten Kollegen und Institutionen zu zollen, dem Georg Thieme Verlag, meiner Frau und all denen, deren Anregungen diese Neuauflage mitgestaltet haben.

Neusäß, im Sommer 1992   Rudolf B. Holzapfel

Inhaltsverzeichnis

Physiologie 1
Stoffwechsel und Ernährung 1
  Stoffwechsel 1
  Ernährung 2
Atmung 2
  Atemmechanik und Luftweg 3
  Atemvolumina 4
  Steuerung der Atmung 5
Blutkreislauf 5
Luftgefüllte Hohlräume 7
  Lunge 7
  Schädelhöhlen 8

Physikalische Grundlagen 11
Zusammensetzung der Atemluft 11
Druckeinheiten 12
Gasgesetze 14
  Gesetz von Boyle-Mariotte 14
  Kinetische Gastheorie 17
  Gesetz von Gay-Lussac (Amontons) 17
  Gesetz von Dalton 18
  Gesetz von Henry 19

Das Wasser 20
Physikalisch-chemische Eigenschaften 20
Archimedisches Prinzip 21
Temperatur und Wärmeleitfähigkeit 22
Sichtverhältnisse 24
Sprech- und Hörvermögen im Wasser 25

Taucharten 26
Nackttauchen 26
Tauchen mit ABC-Ausrüstung 26
Tauchen mit Preßluftgeräten 27
Tauchen mit Sauerstoffgeräten 30
Tauchen mit Mischgasgeräten 31

Schädigungen durch äußere Einflüsse 33
Temperaturbedingte Schäden 33
Verletzungen und Vergiftungen 37
  Giftfischverletzungen 37

Vergiftungen durch Schnecken und Kopffüßler 40
Ciguateravergiftungen 40
Nesseltierverletzungen 40
Bißverletzungen 41
Seeigelstiche 43
Seegurkenverletzungen und -vergiftungen 44
Risse an Korallen 44
Läsionen durch Wasserkontakt 44
Hautschäden 44
Reizungen im äußeren Gehörgang 45

Barotraumen 47
Barotrauma des Trommelfells (Aerootitis) 47
Druckausgleich 48
Verwendung von Ohrenstöpseln 52
Barotrauma weiterer Nebenhöhlen 53
Barotraumen des Innenohres 55
Barotraumen des Gesichts 55
Barotrauma der Zähne 56
Barotrauma im Magen-Darm-Trakt 57
Barotrauma der Haut 57

Unfälle beim Schnorcheltauchen 59
Ertrinken nach Hyperventilation 59
Tod durch Preßatmung 60
Überschreiten der Freitauchgrenze 61
Flachwasserbewußtlosigkeit 62
Kreislaufversagen durch verlängerten Schnorchel 63
Verstärkte Diurese 64

Atemgasbedingte Krankheiten beim Gerätetauchen 65
Hyperventilation 65
Kohlenmonoxidvergiftung 65
Kohlendioxidvergiftung 67
Sauerstoffvergiftung 68
Tiefenrausch 72

Druckbedingte Taucherkrankheiten 74
Lungenriß und Luftembolie 74
Folgen einer Lungenüberdehnung 75
Prophylaxe und Therapie des positiven Lungenbarotraumas . 76
Caissonkrankheit 78
Prädisponierende Faktoren 82
Pathophysiologie der Caissonkrankheit 83
Klinische Manifestationsformen 84
Taucherflöhe 85
Akute Osteoarthralgien („Bends") 85

Neurologische Manifestationen 85
Chokes 86
Spätschäden nach Dekompressionstraumen 87
Störungen des Zentralnervensystems 87
Otoneurologische Dauerschäden 88
Skelettveränderungen 88
Hauptlokalisation 89
Therapie der Caissonkrankheit und der Luftembolie 90
Tauchbehandlungskammern (Ein-/Zweipersonenkammer)... 93
Aufbau einer Druckkammer 94
Prinzipien der Druckkammertherapie 96
Erläuterungen zur Druckkammerbehandlung 98
Caissonkrankheit unter besonderen Bedingungen 100

Erste Hilfe bei schweren Tauchunfällen 105
Bergung aus dem Wasser 105
Beurteilung der Vitalfunktionen und Wiederbelebung 107
Aspiration während der Bergung 109

Psychologische Aspekte 111
Angst und Streß beim Tauchen 111
Psychologische Voraussetzungen 114

Tauchtauglichkeitsuntersuchung 115
Allgemeines 115
Die Frau beim Tauchen 116
Untersuchungsgang 117
Nachuntersuchung und Kontraindikationen 133
Rechtsmedizinische Aspekte bei Tauchunfällen 134

Anhang 136
Bezugsnachweis für Tauchuntersuchungsbögen 136
Stationäre Druckkammern 136
Therapieeinrichtungen mit 24-Stunden-Bereitschaft 136
Hubschraubertransport 137
Austauchtabellen 138
Infektionsmöglichkeiten in tropischen Ländern und deren
Prophylaxe 140
Urlaubsapotheke für Taucher 141
Ausstattung einer Tauchbasis 142

Literatur 144

Sachverzeichnis 146

Physiologie

Stoffwechsel und Ernährung

Tauchen stellt eine sportliche Betätigung dar, bei der im Gegensatz zu den meisten anderen Sportarten nur ein relativ geringer Energieverbrauch durch Muskelarbeit entsteht. Wird im Meer in größeren Tiefen oder in unseren heimischen, auch im Sommer oft recht kalten Gewässern getaucht, so entsteht ein erheblicher Energiebedarf zur Wärmeproduktion, weil dem Organismus durch die gute Wärmeleitfähigkeit des Wassers beschleunigt Wärme entzogen wird.

Stoffwechsel

Lebensgrundlage jeder Zelle ist Energie, die dem Organismus mit den Hauptbestandteilen der Nahrung, also Kohlenhydraten, Fett und Eiweiß, zugeführt wird. Die Energieverwertung ist an einen Oxidationsprozeß gekoppelt, der unter Verbrauch von Sauerstoff als stille Verbrennung abläuft und für die Aufrechterhaltung der konstanten Köpertemperatur von 37°C verantwortlich ist.

Bei der Oxidation von Nahrungsenergie entstehen energiereiche Phosphatverbindungen (ATP) als Speicherenergie, andererseits wird Energie in äußere Arbeit umgewandelt. Die bei der Oxidation anfallenden Stoffwechselprodukte werden in Form von Kohlendioxid, Wasser und stickstoffhaltigen Schlacken an die Außenwelt abgegeben.

Maßeinheiten für den Energieumsatz war bisher die Kalorie. Sie ist definiert als die Wärmemenge, die benötigt wird, um 1 g chemisch reines Wasser von 14,5 auf 15,5° zu erwärmen. Die Kalorie entspricht der jetzt gültigen Maßeinheit von 4,1868 *Joule* (J).

Der Energieumsatz wird üblicherweise mittels der indirekten Kalorimetrie durchgeführt. Dabei wird von der Voraussetzung ausgegangen, daß die Sauerstoffaufnahme linear mit der Erhöhung des Energieumsatzes ansteigt. Pro Liter aufgenommenem Sauerstoff werden etwa 20 J freigesetzt. Über ein Spirometer lassen sich Sauerstoffaufnahme und Kohlendioxidabgabe pro Minute messen. Das Verhältnis zwischen abgegebener CO_2-Menge und aufgenommenem O_2 wird als *respiratorischer Quotient* angegeben (RQ) und stellt einen verläßlichen Parameter für die Stoffwechselsituation dar, er beträgt unter normalen Ernährungsbedingungen in Ruhe etwa 0,8.

Ernährung

Die Hauptbestandteile der Nahrung haben verschiedene Brennwerte und werden im Organismus unterschiedlich energetisch verwertet:

1 g Kohlenhydrate ca. 17,2 J (4,1 cal),
1 g Fett ca. 39,0 J (9,3 cal),
1 g Eiweiß ca. 22,2 J (5,3 cal).

Während Kohlenhydrate und Fette fast vollständig verwertet werden können, ist die Oxidation der Proteine nur unvollständig, im Organismus stehen kalorisch nur 4,1 cal zur Verfügung. Somit steht pro Gramm Eiweiß nur eine Energiemenge von 17,2 J zur Verfügung.

Bei der Ernährungsberatung des Tauchers ist prinzipiell ebenfalls auf die sonst in der Sportmedizin übliche Aufteilung Protein : Fett : Kohlenhydraten von 1 : 1 : 4 zu achten, jedoch ist, speziell bei Tauchgängen im kalten Wasser, als schnell verfügbare Energiereserve der Kohlenhydratanteil zu erhöhen, um den erhöhten Wärmebedarf zu decken.

Ein wichtiges Kriterium stellt auch die Auswahl der vor dem Tauchen aufgenommenen Nahrung dar: schwer verdauliche oder stark blähende Speisen und Getränke sollten weitgehend vermieden werden. Dazu zählen hauptsächlich alle Kohlarten, Gurken, Rettich, Schoten- und Hülsenfrüchte, fettreiches Fleisch sowie harte Eier, Marinaden und stark kohlensäurehaltige Getränke. Sie führen zu erhöhter Gasblasenbildung im Verdauungstrakt und damit oft verbundenen starken abdominellen Beschwerden, außerdem besteht dadurch beim Tauchen häufig ein erhöhter Brechreiz.

Vor dem Genuß von Alkohol vor dem Tauchen muß gewarnt werden. Einerseits werden Reaktionsvermögen und Kritikfähigkeit herabgesetzt, andererseits durch eine Gefäßerweiterung in der Peripherie die Wärmeabgabe über die Haut beschleunigt, und schließlich besteht eine erhöhte und frühzeitige Anfälligkeit für Symptome des Tiefenrausches. Über eine forcierte Diurese wird überdies die Blutviskosität erhöht, was die Anfälligkeit für die Caissonkrankheit begünstigt.

Atmung

Bei der äußeren Atmung erfolgte ein Austausch von Sauerstoff und Kohlendioxid auf dem Weg der Diffusion entsprechend einem unterschiedlichen Konzentrationsgefälle. Der gleiche Vorgang vollzieht sich bei der Zellatmung zwischen Blut und Zellen sowie deren Flüssigkeitskompartimenten.

Atemmechanik und Luftweg

(Abb. 1)

Lungenoberfläche und Thoraxinnenwand sind von der Pleura visceralis bzw. parietalis überzogen. Die zwischen den beiden Blättern befindliche Pleuraflüssigkeit stellt eine elastische Verbindung zwischen Thorax und Lunge dar. Dem Retraktionsvermögen der elastischen Lungenfasern steht der negative intrapleurale Druck entgegen, der die Lungen bei der Atembewegung stets in gedehntem Zustand hält.

Die Inspiration ist ein aktiver Vorgang, der zu etwa $^3/_4$ durch Abflachung des Zwerchfells bedingt ist und das intrathorakale Volumen vergrößert. Der restliche Teil der Atembewegung erfolgt durch die Interkostalmuskulatur und in Sonderfällen durch Mitbeteiligung eines Teils der Halsmuskulatur (Akzessorische Atemmuskeln). Die Exspiration ist ein passiver Vorgang, bei dem sich das Lungenvolumen durch Rückkehr in die Atemruhelage verkleinert. Dieser Vorgang kann durch aktive Muskelarbeit verstärkt werden.

Die Einatemluft wird im Nasen-Rachen-Raum angewärmt, mechanisch gereinigt und angefeuchtet. Über die Luftröhre und die Bronchien gelangt sie schließlich zum Ort des äußeren Gasaustausches, den Alveolen. Diese sind traubenförmig angeordnet und von einem feinen Epithel überzogen. Hier vollzieht sich aufgrund eines unterschiedlichen Konzentrationsgradienten die Abgabe von Sauerstoff an die Kapillaren, im Austausch gelangt dafür Kohlendioxid aus dem Blut in die Alveolen. Die restliche im Atemsystem vorhandene Luft nimmt nicht am Gasaustausch teil, sie wird als Totraum bezeichnet und beträgt etwa 150 ml.

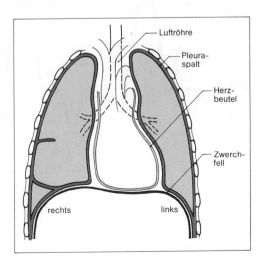

Abb. 1
Aufbau der Lunge.

Dieser Totraum vergrößert sich erheblich bei Atmung durch einen Schnorchel und wegen des erhöhten Partialdruckes auch bei bestimmten Tauchgeräten in größerer Tiefe.

Atemvolumina

(Abb. 2)

Unter Ruhebedingungen atmet der Mensch etwa 12- bis 15mal pro Minute, das Atemzugvolumen (AZV) beträgt dabei ca. 500 ml, dies entspricht einer Ventilation von 6 – 8 l Luft pro Minute. Bei forcierter Atmung können bis zu 120 l/min verbraucht werden! Ein durchschnittlich trainierter Taucher verbraucht bei einem normalen Tauchgang, ohne starke körperliche oder psychische Belastung, etwa 25–30 l/min, bezogen auf die Wasseroberfläche. Mit zunehmender Tauchtiefe steigt der Luftverbrauch linear der Druckzunahme an und wird durch erhöhte Luftturbulenzen in größeren Tiefen über den normalen Bedarf hinaus gesteigert.

Das Fassungsvermögen der Lunge kann unter Normalbedingungen in mehrere Räume unterteilt werden. Zum normalen Atemzugvolumen können bei maximaler Inspiration ca. 3,3 l eingeatmet, bei vollständiger Exspiration kann zusätzlich etwa 1 l ausgeatmet werden. Das nach vollständiger Ausatmung noch im Respirationstrakt verbleibende Luftvolumen von ca. 1,2 l bildet das Residualvolumen und beinhaltet auch die

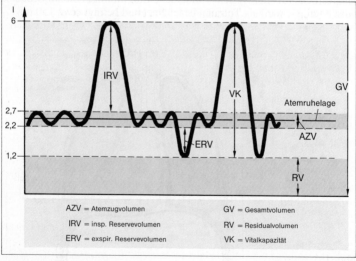

Abb. 2   Atemvolumina.

Totraumluft. Die bei maximaler Ein- und Ausatmung zu bewegende Luftmenge wird als Vitalkapazität bezeichnet. Sie ist individuell verschieden und abhängig von äußeren Faktoren wie Alter, Trainingszustand, Rauch- und Trinkgewohnheiten, bronchopulmonalen Erkrankungen usw.

Steuerung der Atmung

Eine aktive Beeinflussung der Atemtiefe und -frequenz ist nur in engen Grenzen möglich; schon nach kurzer Zeit treten sowohl bei Hypo- wie bei Hyperventilation übergeordnete Regelkreise in Aktion, um eine Verschiebung des Säure-Blasen-Gleichgewichtes zu verhindern. Das Atemzentrum befindet sich im Stammhirn in der Medulla oblongata und reagiert vornehmlich auf einen Anstieg der CO_2- sowie H^+-Ionen-Konzentration, jedoch nur in geringem Maß auf einen O_2-Abfall. In Unkenntnis dieser Tatsache geraten gelegentlich Schnorcheltaucher bei Tauchübungen durch vorangegangene Hyperventilation in akuter Lebensgefahr.

Die normale Atemluft enthält 21% Sauerstoff, 4% werden bei der Einatmung in loser chemischer Bindung an das Eisen des Hämoglobins angelagert. Unter Ruhebedingungen beträgt die Sauerstoffaufnahme ca. 250 ml/min. Bei einem normalen Sauerstoffpartialdruck (pO_2) von 100 mmHg (=0,133 bar) in den Alveolen werden 97% der Hämoglobinmoleküle mit Sauerstoff gesättigt. Bei erhöhter körperlicher Aktivität steigt der Sauerstoffbedarf in der Peripherie, der durch beschleunigte und vertiefte Atmung befriedigt wird. Der chemische Anreiz für die verstärkte Atemexkursion liegt in der Erhöhung des CO_2-Partialdrucks bei gesteigerter Muskelarbeit. Das vermehrt anfallende toxische Stoffwechselprodukt CO_2 wird an verschiedene Puffersysteme, vorwiegend Hämoglobin, gebunden und größtenteils durch beschleunigte Abatmung ausgeschieden.

Blutkreislauf

(Abb. 3)

Der Kreislauf stellt das zentrale Transport- und Verteilersystem des Organismus dar, dessen Ausgangs- und Endpunkt das Herz ist. Unter Normalbedingungen schlägt es etwa 70mal pro Minute und befördert dabei pro Aktion ca. 70 ml Blut. Da das Gesamtblutvolumen rund 7% des Körpergewichts beträgt, wird bei einem 70 kg schweren Mann sein gesamtes Blutvolumen in 1 Minute umgewälzt. Bei Belastung kann sowohl durch Erhöhung der Frequenz als auch durch Vergrößerung des Schlagvolumens die Umlaufzeit verkürzt und die geförderte Blutmenge bis zu etwa 30 l/min gesteigert werden. Beim Untrainierten erfolgt die

Anpassung an den erhöhten Bedarf durch die ökonomisch ungünstigere Steigerung der Frequenz, beim trainierten Sportler über die sehr viel günstigere Erhöhung des Schlagvolumens. Beide Mechanismen sind abhängig von der Sauerstoffspannung im Blut, die über Chemorezeptoren an den Karotiden und der Aorta ständig gemessen wird. Übergeordnet greift in diesen Steuerkreis das Vasomotorenzentrum ein, das durch

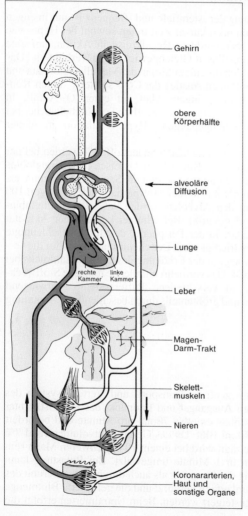

Abb. 3 Blutkreislauf.

direkte Stimulation von Sympathikus und Parasympathikus die Herzaktion beeinflußt.

Das mit Sauerstoff beladene Blut gelangt über die Pulmonalvenen und den linken Vorhof zum muskelkräftigen linken Ventrikel, aus dem es unter hohem Druck in die Aorta ausgeworfen wird und über Arterien und Arteriolen an die Zellen gelangt. Aufgrund des dort herrschenden Konzentrationsgefälles erfolgt hier wiederum ein Stoff- und Gasaustausch. Dabei ist der Druckgradient für Sauerstoff wesentlich größer als der des Kohlendioxids (Tab. **1**).

Tabelle **1** Druckgradienten für Sauerstoff und Kohlendioxid in Arteriolen und Gewebe

	Arteriolen		Gewebe
pO_2	95 mmHg (= 0,127 bar = 12,7 kPa)	→	40 mmHg (= 0,053 bar = 5,3 kPa)
pCO_2	40 mmHg (= 0,053 bar = 5,3 kPa)	←	46 mmHg (= 0,061 bar = 6,1 kPa)

Nach Vollzug des Stoff- und Gasaustausches gelangt das venöse Blut über die V. cava superior und inferior zum rechten Ventrikel und schließlich über die Pulmonalarterien wieder zum Ort des äußeren Gasaustausches.

Luftgefüllte Hohlräume

Wegen ihrer starken Anfälligkeit für Druckschädigungen bedürfen die pneumatisierten Räume bei der ärztlichen Untersuchen einer sorgfältigen Diagnostik, schon banale, unter Normalbedingungen nicht ins Gewicht fallende Läsionen, können für das Tauchen eine Kontraindikation darstellen.

Lunge

Als größtes luftgefülltes Organ des Körpers unterliegt die Lunge in starkem Maß den beim Tauchen auftretenden Druckschwankungen, sowohl durch zunehmenden Wasserdruck von außen als auch durch möglichen Überdruck von innen. Während sich der Umgebungsdruck hauptsächlich beim Schnorcheltauchen bemerkbar macht, kann ein Lungenüberdruck *nur* beim Gerätetauchen auftreten. Neben den Druckwirkungen tritt beim Gerätetauchen häufig eine verstärkte Atemarbeit ein, bedingt durch den erhöhten Strömungswiderstand der Luftmoleküle. Bei normaler Atmung herrscht eine laminare Strömung der Moleküle; die Luftteilchen fließen in der Mitte des Luftstromes schnell, an den Bronchialwänden durch Reibungswiderstand langsamer. Bei beschleunigter Atmung von mehr als 30 l/min geht diese laminare Strömung allmählich in turbulente Strömung über; d.h., der Reibungswiderstand erhöht sich, und es kommt an den Wänden des Respirationstraktes zur Bildung von kleinen Luftwirbeln, die schließlich den gesamten Luftstrom erfassen und somit einen erhöhten Einatemwiderstand bewirken, der durch verstärkte Atemarbeit überwunden werden muß.

Erschwerend kommt hinzu, daß mit zunehmender Tauchtiefe durch den Atemregler des Tauchgerätes vermehrt Luft freigesetzt wird, um die Lungen auch bei zunehmendem Umgebungsdruck immer im Druckgleichgewicht zu halten. Damit erhöht sich die Dichte der Luftmoleküle und führt zu einer weiteren Zunahme des Atemwiderstandes. Funktionell tritt dabei eine obstruktive Ventilationsstörung ein.

Aus diesen und anderen Gründen sind obstruktive Atemwegserkrankungen und Schäden, welche die Elastizität der Lungen herabsetzen, als Kontraindikationen für das Tauchen anzusehen.

Schädelhöhlen

Wegen ihrer besonderen Struktur sind die Nebenhöhlen im Schädel beim Tauchen besonders anfällig für Druckschädigungen. Sämtliche

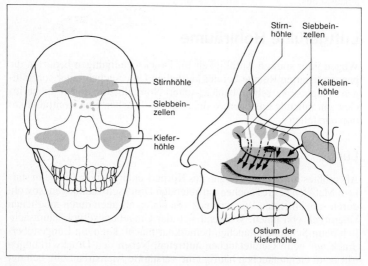

Abb. **4** Starrwandige Nebenhöhlen.

Nebenhöhlen sind mit einer zarten Schleimhaut ausgekleidet, die schon auf geringe Reizung mit Schwellung und Sekretion reagieren. Die Pneumatisation erfolgt über kleine Verbindungskanäle, die mit dem Nasen-Rachen-Raum in Verbindung stehen (Abb. **4**).

Während alle übrigen Schädelhöhlen dadurch gekennzeichnet sind, daß ihr Volumen konstant ist und eine dauernd offene Verbindung zum Nasen-Rachen-Raum besteht, nimmt die Mittelohrhöhle eine Sonderstellung ein. Durch die Beweglichkeit des Trommelfells ist eine, wenn auch geringe, Volumenänderung möglich; außerdem ist die Mittelohrhöhle mit ihrem Ausführungsgang, der Ohrtrompete oder Eustachi-Röhre, gegen den Nasen-Rachen-Raum durch wulstartige Lippen verschlossen (Abb. **5**). Die Belüftung erfolgt in regelmäßigen Intervallen beim Schlucken, Kauen oder Gähnen sowie beim Tauchen durch den noch zu erörternden aktiven Druckausgleich.

Das Mittelohr ist gegen den äußeren Gehörgang durch das Trommelfell luftdicht abgeschlossen. Einfallende Schallwellen werden über das Trommelfell und die Gehörknöchelchen (Hammer, Amboß, Steig-

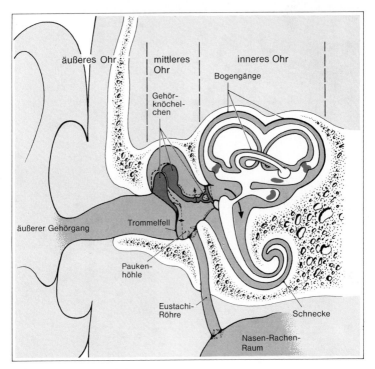

Abb. **5** Aufbau des Gehörs.

bügel) an das Innenohr weitergeleitet, im von Flüssigkeit umgebenen Labyrinth in elektrische Impulse umgewandelt und über den N. acusticus ans Gehirn weitergegeben. Die Bogengänge sind verantwortlich für Gleichgewicht, Lagebeziehung zum Raum und Tonus der Skelettmuskulatur. Eine kalorische Reizung, z.B. durch eindringendes Wasser, führt in Kürze zu erheblichen Störungen der genannten Sinne.

Physikalische Grundlagen

Unter Physik verstehen wir die immer wiederkehrenden Gesetzmäßigkeiten der unbelebten Natur. Ähnlich wie beim Fliegen verläßt der Mensch beim Tauchen seinen gewohnten Lebensraum, er ist den dort auftretenden physikalischen Gegebenheiten nur unvollständig angepaßt und daher erhöht anfällig für Schädigungen, die in den veränderten Umweltbedingungen ihre Ursache haben. Vor allem das Verhalten von Gasen unter Druck limitierten sowohl Tauchzeit und Tauchtiefe als auch körperliche Unversehrtheit.

Zusammensetzung der Atemluft

Normale Luft besteht aus einem Gasgemisch, dessen einzelne Bestandteile in einem bemerkenswert konstanten Verhältnis nachzuweisen sind (Abb. **6**):

78% Stickstoff (N_2), $pN_2 = 0,78$ bar;
21% Sauerstoff (O_2), $pO_2 = 0,21$ bar;
0,03% Kohlendioxid (CO_2), $pCO_2 = 0,0003$ bar;
0,9% Edelgase, Wasserdampf und Kohlenmonoxid, $pEG = 0,009$ bar.

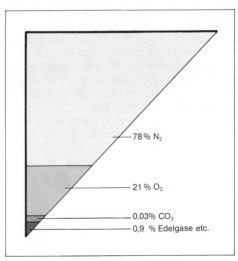

Abb. **6**
Zusammensetzung der Luft

Der Stickstoff geht unter normalen Bedingungen im Körper keine chemische Bindung ein, ihm kommt als Inertgas lediglich sauerstoffverdünnende Wirkung zu. Über einen längeren Zeitraum unter Überdruck geatmet, kann er jedoch Hauptursache für das Auftreten einer der häufigsten und gefährlichsten Taucherkrankheiten, der sog. Caissonkrankheit, sein.

Vom Sauerstoff werden bei der Einatmung 4% chemisch gebunden, 17% werden mit der Ausatmung wieder abgegeben. Diese 17% Sauerstoff stellen die Grundlage für die heute oft praktizierte Atemspende dar, in Verbindung mit Herzdruckmassage kann über einen längeren Zeitraum eine Vita minima aufrechterhalten werden.

Das Kohlendioxid, das bei der Verbrennung als toxisches Stoffwechselprodukt entsteht, stellt einerseits den wirksamsten Atemanreiz dar, wirkt jedoch schon bei geringfügigen Konzentrationserhöhungen (ab etwa 3,5%) so stark stimulierend, daß reflektorisch eine Hyperventilation eintritt; bei Konzentrationen von über 20% werden zentrale Krämpfe ausgelöst, und nach kurzer Zeit tritt der Tod ein. Eine Erhöhung des Kohlendioxidanteils kann bei verschiedenen Tauchgerätetypen auftreten, aber auch in Druckkammern, deren Luft nicht ausreichend gespült wird.

Die Edelgase zeigen im Organismus ein weitgehend inaktives Verhalten. Da sie sehr leicht in Flüssigkeiten und im Gewebe physikalisch in Lösung gehen und ebenso leicht wieder gelöst werden, gewinnen sie in der Tieftauchtechnik zunehmend Bedeutung als Füllgas, vor allem Helium ersetzt hier den Stickstoff. Auch Wasserstoff ist für extreme Tiefen als Füllgas geeignet, entweder als Wasserstoff-Sauerstoff-Gemisch oder in zusätzlicher Kombination mit Helium. Wegen Explosionsgefahr ist jedoch bisher nur ein begrenzter Einsatz von Wasserstoff bei Tieftauchgängen erfolgt, auch der noch sehr hohe Preis läßt den Einsatz bisher nur im gewerblichen Bereich zu.

Kohlenmonoxid ist in der Atemluft nur in Spuren enthalten, es entsteht bei jeglicher Verbrennung von organischem Material. Bereits eine geringfügige Konzentrationserhöhung kann wegen der starken Toxizität zum Bewußtseinsverlust führen. Dabei verdrängt das Kohlenmonoxid den Sauerstoff aus seiner Bindung an das Hämoglobin, die Affinität des Kohlenmonoxids zu Hämoglobin ist ca. 300mal stärker als die des Sauerstoffs.

Druckeinheiten

Vom physikalischen Standpunkt aus lassen sich alle Gegenstände auf die drei Grundzustände fest – flüssig – gasförmig zurückführen. Flüssigkeiten lassen sich nicht bzw. nur unter sehr hohem Druck zusammenpressen und sind weitgehend volumenkonstant. Druck pflanzt sich in Flüssigkeiten gleichmäßig nach allen Seiten hin fort, damit herrscht auch in den Körperflüssigkeiten während des Tauchens an jeder Stelle des Körpers der gleiche Druck, wie er im umgebenden Wasser auftritt. Lediglich die luftgefüllten Hohlräume zeigen ein anderes Verhalten unter Überdruck. Alle Gase, also auch Luft, lassen sich fast beliebig komprimieren und füllen andererseits jeden angebotenen Raum aus. Bei Kompression eines Gases erhöht sich dessen Druck, entsprechend dem Umgebungsdruck haben Gase das Bestreben, sich verstärkt physikalisch in Flüssigkeiten zu lösen. Dies zeigt sich darin, daß auch unter normalen atmosphärischen Bedingungen immer Luft physikalisch im Organismus gelöst ist und somit ein Druckgleichgewicht besteht.

Unter Druck verstehen wir die Kraft, mit der ein Körper mit einem bestimmten Gewicht einer Unterlage aufliegt. Für die Unterlage ist jedoch Druck und Gewicht nicht das gleiche, es kommt darauf an, ob das Gewicht seinen Druck auf eine kleine oder große Auflagefläche verteilt (Abb. 7).

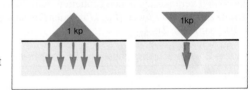

Abb. 7 Abhängigkeit des Drucks von der Auflagefläche.

Ein Kilogramm Masse entspricht einer Gewichtskraft von etwa zehn Newton. Damit sind 10 N die Gewichtskraft, die eine Masse von 1020 g an der Oberfläche erfährt. Diese Kraft, bezogen auf eine Fläche von 1 cm², definiert die Druckeinheit bar.

$$\frac{10 \text{ N}}{1 \text{ cm}^2} = 1 \text{ bar}$$

Ausgangspunkt der Druckmessung war die Bestimmung der Last, welche die Lufthülle, die unsere Erde umgibt, auf die Erdoberfläche verteilt.

1 l Luft wiegt 1,29 g; alle Luftmoleküle, die sich in einer Luftsäule von 1 cm² Grundfläche in der Atmosphäre befinden, üben auf die Erdoberfläche einen Druck von 1,033 kp/cm² bzw. 10 N aus. Dies bezeichnete man bisher als physikalische Atmosphäre (atm). Auf Meereshöhe gemessen hält dieser Luftdruck einer Wassersäule von 10,33 m oder einer Quecksilbersäule von 760 mm die Waage.

Bei der Messung des Luftdrucks bedient man sich heute statt der Bezeichnung „mmHg" oder „Torr" des Begriffs „bar", der barometrische Druck wird dabei in Millibar angegeben: 750 mmHg = 750 Torr = 1000 mbar = 1 bar.

Für das Tauchen hatte sich die Berechnung mit der physikalischen Atmosphäre als zu umständlich erwiesen, es wurde deshalb die technische Atmosphäre geschaffen (alte Bezeichnung: at), sie bezeichnet den Druck von 1 kp/cm^2 und hält einer Wassersäule von 10 m die Waage: 1 at = 1 kp/cm^2 = 10 mWs = 9,81 N = 0,981 bar.

Es zeigt sich, daß die Druckzunahme im Wasser von der Oberfläche bis in 10 m Tiefe genausogroß ist wie der Druck, der durch den ca. 20 km starken Luftmantel der Erde erzeugt wird. Jeder Druck, der über dem normalen Luftdruck liegt, wird als Überdruck (alte Bezeichnung: atü) bezeichnet. Da sich unter Wasser immer der normale Luftdruck und der Überdruck addieren, herrscht in der Tiefe immer ein Gesamtdruck (alte Bezeichnung: ata), der um 1 Atmosphäre über dem Überdruck liegt. In 30 m Tiefe herrschen dann 3 atü und 4 ata (= 3 bar Überdruck und 4 bar Gesamtdruck).

Mit der Neueinführung der SI-Einheiten in der Bundesrepublik Deutschland erfolgt seit 1969 schrittweise die Umstellung auf die jetzt gesetzlich verankerten neuen Einheiten. Sämtliche Druckeinheiten werden in Zukunft in *Pascal (Pa, kPa)* oder *bar* angegeben, 1 Pa = 1 N/m^2 = 10^{-5} bar (Tab. 2).

Tabelle 2   Umrechnungstabelle für Druckeinheiten

	bar	at	atm	Torr
bar	1	1,019	0,986	750,062
at (kp/cm^2)	0,980	1	0,967	735,559
atm	1,013	1,033	1	760
Torr	1,333 · 10^{-3}	1,359 · 10^{-3}	1,315 · 10^{-3}	1

Gasgesetze

Während sich das physikalische Verhalten von Gasen unter hypobaren Bedingungen nur in verhältnismäßig geringem Bereich ändert, kommt der gegenseitigen Abhängigkeit von Druck und Volumen beim Tauchen, also unter hyperbaren Verhältnissen, eine überragende Bedeutung zu. Das wichtigste Gasgesetz wurde im 18. Jahrhundert formuliert:

Gesetz von Boyle-Mariotte

Druck · Volumen = Konstant ($p \cdot V = k$) (für eine abgeschlossene Gasmenge bei gleichbleibender Temperatur).

Dies bedeutet, daß sich bei Erhöhung des Drucks das Volumen im gleichen Maß verringert, umgekehrt kommt es bei abnehmendem Druck zu einer entsprechenden Volumenvergrößerung. Die Maßeinheit für

Gasgesetze 15

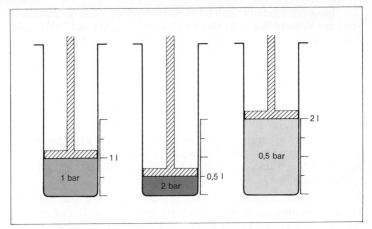

Abb. **8** Boyle-Mariotte-Gesetz am Beispiel einer Kolbenpumpe

Gasmengen ist das Barliter, d.h., 1 barl entspricht 1 l Luft bei 1 bar bzw. 1,2 g Luft bei 20 °C. An mehreren, aufeinander aufbauenden Beispielen soll diese Gesetzmäßigkeit näher erläutert werden.

1. Beispiel:
Eine Kolbenpumpe hat im Ruhezustand und unter Normaldruck das Volumen von 1 l. Bei Druckverdoppelung, also Kompression auf 2 bar, wird das Volumen halbiert, beim Ansaugvorgang und bei Erzeugung eines Unterdrucks von 0,5 bar verdoppelt (Abb. **8**).

2. Beispiel:
Ein Taucher mit einem Gesamtlungenvolumen von 6 l taucht ohne Tauchgerät zunächst auf 10 m, dann auf 20 m und schließlich auf 30 m ab. Auf welches Volumen wird das ursprünglich in der Lunge enthaltene Luftvolumen komprimiert?

10 m Tiefe = 2 bar; 2facher Druck = $^1/_2$ Volumen = 3 barl,
20 m Tiefe = 3 bar; 3facher Druck = $^1/_3$ Volumen = 2 barl,
30 m Tiefe = 4 bar; 4facher Druck = $^1/_4$ Volumen = 1,5 barl.

Hier läßt sich zeigen, daß während der ersten 10 m die größte Druckzunahme stattfindet, der Druck verdoppelt sich; und analog erfolgt die größte Volumenverkleinerung. Von 20 auf 30 m erfolgt nur noch eine Druckzunahme von $^1/_3$ auf $^1/_4$ und eine entsprechend geringere Volumenabnahme.

3. Beispiel:
Es soll der Luftvorrat eines Tauchgerätes errechnet werden, das ein Volumen von 10 l hat und mit 120 bar Überdruck gefüllt wird:
10 · 120 bar = 1200 barl

Tatsächlich befindet sich im Gerät rechnerisch, ohne Berücksichtigung der Van-der-Waals-Kräfte, ein Gesamtvolumen von 1210 barl, da es unter atmosphärischen Bedingungen gefüllt wurde und somit der normale Luftdruck von 1 bar noch hinzu addiert werden müßte. Weil aber das Gerät nur soweit leergeatmet werden kann, bis der Flascheninnendruck am Ende bis auf Umgebungsdruck reduziert ist, kann der normale Luftdruck bei Geräteatmung an der Wasseroberfläche unberücksichtigt bleiben.

4. Beispiel:
Es soll mit dem so errechneten Luftvorrat auf 50 m Tiefe getaucht werden.
a) Wieviel Liter Luft stehen hier noch zur Verfügung?
b) Um wieviel würde sich die Tauchzeit reduzieren bzw. der Luftverbrauch erhöhen?

Zu a: Das Gerät wurde mit 1200 l Luft unter Überdruck bzw. mit 1210 l Luft Gesamtdruck gefüllt. In 50 m herrschen 6 bar, das Gerät kann also dort nur bis zu diesem Umgebungsdruck leergeatmet werden. Der zur Verfügung stehende Luftvorrat beträgt daher:

$$(120 \text{ bar} + 1 \text{ bar}) \cdot 10 \text{ l} = 1210 \text{ barl}$$
$$- \quad 6 \text{ bar} \quad \cdot 10 \text{ l} = \underline{60 \text{ barl}}$$
$$= 1150 \text{ barl}$$

Zu b: Um zu vermeiden, daß das Lungenvolumen entsprechend dem Umgebungsdruck immer mehr komprimiert wird (s. Beispiel 2), sind Tauchgeräte mit einem Atemregler (Lungenautomat) ausgestattet, der sich dem jeweils herrschenden Wasserdruck angepaßt und immer Luft entsprechend dem Umgebungsdruck freisetzt. Dadurch wird die Lunge in jeder Tiefe voll mit Luft gefüllt, umgebender Wasserdruck und Lungeninnendruck sind gleich.

Dies hat zur Folge, daß in 50 m Tiefe entsprechend dem Umgebungsdruck von 6 bar 6mal mehr Luft freigesetzt und verbraucht wird. Die Tauchzeit reduziert sich damit auf $^1/_6$ der an der Wasseroberfläche zur Verfügung stehenden Atemzeit.

5. Beispiel:
Der Taucher hat an der Oberfläche ein durchschnittliches Atemminutenvolumen von 25 l/min. Dieser Wert entspricht dem eines gut trainierten Tauchers, er läßt sich durch eine gesonderte Rechnung einfach ermitteln: Wieviel Liter Luft verbraucht er pro Minute in 50 m Tiefe und wie lange kann er mit der genannten Gerätefüllung tauchen?
Luftverbrauch: In 50 m Tiefe herrschen 6 bar, der Lungenautomat steht daher 6mal mehr Luft frei, der Verbrauch versechsfacht sich:

$$25 \text{ l/min} \cdot 6 \text{ bar} = \mathit{150 \text{ barl/min}}$$

Tauchzeit: Es stehen 1150 barl Luft zur Verfügung. An der Oberfläche wäre damit eine Atemzeit von 45 min möglich (1150 barl : 25 barl/min).

In 50 m Tiefe steht nur noch $1/6$ der ursprünglichen Zeit zur Verfügung, da pro Minute 6mal mehr veratmet wird:
1150 barl : 150 barl/min = *7,6 min*.

Kinetische Gastheorie

D. Bernoulli begründet 1783 den Lehrsatz, daß alle Gase das Bestreben haben, sich auszudehnen und jeden angebotenen Raum auszufüllen.

Jedes Gas besteht aus einer Anzahl von Molekülen, die sich unabhängig voneinander mit einer Durchschnittsgeschwindigkeit bewegen, die von der jeweils herrschenden Temperatur abhängig ist. Am absoluten Nullpunkt bei 0 Kelvin = –273 °C sind alle Moleküle in Ruhe; bei dieser Temperatur liegen alle Körper, also auch Gase, in festem Zustand vor und haben keinerlei Ausdehnungsbestreben. Vor dem Erreichen des festen Zustandes durchlaufen Gase die Phase der Verflüssigung, die für jedes Gas bei einer unterschiedlichen Temperatur unter 0 °C beginnt.

Je höher nun die Temperatur eines Gases wird, um so schneller bewegen sich die Gasmoleküle voneinander weg. Befindet sie sich in einem abgeschlossenen Raum, so stoßen die Teilchen mit erhöhter Geschwindigkeit und häufiger an die Wandungen; dies läßt sich als Druckerhöhung messen. Eine Druckerhöhung erfolgt auch, wenn Gasmoleküle in einem vorgegebenen Raum dichter zusammengepackt werden, wie dies bei der Füllung eines Tauchgerätes mit Preßluft der Fall ist.

Die Druck- und Volumenabhängigkeit eines Gases von der jeweils herrschenden Temperatur ist in einem weiteren Gasgesetz definiert:

Gesetz von Gay-Lussac (Amontons)

„Bei gegebener Anfangstemperatur dehnen sich Gase pro 1 Grad Temperaturerhöhung um $1/237$ ihres ursprünglichen Volumens aus. Ist eine Ausdehnung nicht möglich, so erhöht sich entsprechend der Druck". Bei Abkühlung erfolgt der umgekehrte Vorgang.

Die Berechnung der Volumen- bzw. Druckveränderung erfolgt nach der Formel:

$$V_t = V_o (1 \pm \frac{T}{273}) \text{ bzw. } p_t = p_o (1 \pm \frac{T}{273}).$$

V_t = Volumen bei Temperatur t,
V_o = Volumen bei Ausgangstemperatur,
T = Temperaturdifferenz,
p_t = Druck bei Temperatur t,
p_o = Druck bei Ausgangstemperatur.

1. Beispiel:
Ein Tauchgerät, dessen Fülldruck von 200 bar bei 15 °C gemessen

wurde, liegt an der Sonne. Die im Gerät enthaltene Luft erwärmt sich auf 40 °C. Welcher Druck herrscht nun im Gerät?

p_o = 200 bar, T = 25 °C,

p_t = 200 $(1 + \frac{25}{273})$ = 218,3 bar.

2. Beispiel:
Der Druck eines Tauchgerätes wurde unmittelbar nach dem Füllen mit 220 bar gemessen, die Luft im Gerät hatte sich dabei auf 45 °C erwärmt. Es soll nun ein Tauchgang auf 30 m Tiefe unternommen werden, hier herrschen 15 °C Wassertemperatur. Welcher Druck steht dem Taucher tatsächlich zur Verfügung?

p_o = 220 bar, T = 30 °C,

p_t = 220 $(1 - \frac{30}{273})$ = 195,8 bar.

Wird dieser Druckverlust, bedingt durch die Gasabkühlung, bei der Planung und Berechnung eines Tauchganges unberücksichtigt gelassen, kann der Taucher etwa erforderliche Austauchpausen nicht mehr einhalten und so einen Caissonunfall erleiden.

Es ist daher erforderlich, den Druck eines Tauchgerätes erst endgültig zu messen, wenn es abgekühlt ist bzw. die Temperatur etwa derjenigen entspricht, wie sie in der vorgesehenen Tauchtiefe zu erwarten ist.

Bei der Zusammensetzung der Luft wurde gezeigt, daß jedes der beteiligten Gase mit einem konstanten Volumenanteil vertreten ist. Jedes dieser Gase übt im Gasgemisch einen bestimmten Teildruck aus. Die Abhängigkeit von Volumenanteil und Teildruck eines Gases innerhalb eines Gasgemisches beschreibt ein weiteres physikalisches Gesetz:

Gesetz von Dalton

„Am Gesamtdruck eines Gasgemisches sind die Einzelgase entsprechend ihrem Volumenanteil beteiligt. Die Summe der Teildrücke ergibt den Gesamtdruck" ($p = p_1 + p_2 + p_n$).

Der Teildruck eines Gases unter Überdruckbedingungen läßt sich daher einfach ermitteln, wenn der Volumenanteil des jeweiligen Gases mit dem Gesamtdruck multipliziert wird.

Beispiel: In 20 m Tiefe herrschen 3 bar (Abb. 9).
Teildrücke der einzelnen Gase:

pN_2 = 0,78 · 3 = 2,34 bar,
pO_2 = 0,21 · 3 = 0,63 bar,
PCO_2 = 0,0003 · 3 = 0,0009 bar.

Auf dem Boden dieser Gesetzmäßigkeit ist der pathophysiologische Mechanismus einiger Taucherkrankheiten zu erklären. In einem Gas-

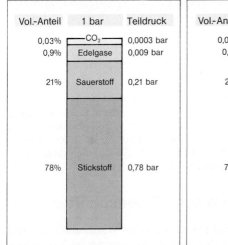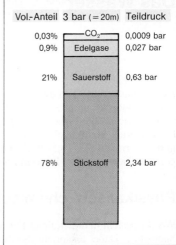

Abb. 9 Teildrücke von Gasen.

gemisch, das längere Zeit geatmet wird, darf der pO_2 nicht über 1,5 bar betragen (O_2-Intoxikation) und der pN_2 nicht über 4 – 5 bar liegen (N_2-Intoxikation). Für Tieftauchgänge müssen daher in Mischgasgeräten die Mengenanteile von O_2 und N_2 mit steigendem Druck reduziert werden.

Gesetz von Henry

Es besagt, daß Gase das Bestreben haben, sich in Flüssigkeiten entsprechend ihrem Partialdruck physikalisch zu lösen, wobei das Lösungsvermögen abhängig ist vom Lösungskoeffizienten und der herrschenden Temperatur in der Flüssigkeit. Je tiefer die Temperatur, um so mehr Gas geht in physikalische Lösung. Sauerstoff weist ein hohes Lösungsvermögen in Wasser und Blut auf, Stickstoff geht stärker im Fettgewebe in Lösung.

Dieses Gesetz erfährt insofern zunächst eine Einschränkung, als es nicht für Flüssigkeiten und Gase gilt, die chemische Reaktionen eingehen. Als Beispiel sei hier die O_2-Bindung an Hämoglobin genannt; erst wenn das Hämoglobin vollständig mit O_2 gesättigt ist, kann eine weitere physikalische Gaslösung im Blut erfolgen. Davon unberührt bleibt jedoch die Sättigung des Organismus mit Stickstoff, die als Hauptursache für das Auftreten der Caissonkrankheit anzusehen ist. Erfolgt eine Druckentlastung oder Temperaturerhöhung, so entweicht das vorher gelöste Gas aus der physikalischen Lösung, wobei im Organismus eine gewisse Verzögerung durch die Viskosität des Blutes eintritt.

Das Wasser

Der weitaus größte Teil der Erdoberfläche, etwas mehr als 70%, ist mit Wasser bedeckt und reicht bis zu einer maximalen Tiefe von über 11 km. Die größte bisher erreichte Tauchtiefe wurde in einer speziell konstruierten Stahlkugel am 26. 1. 1960 mit 10 916 m in der Challengertiefe erreicht (11°18,5' n. Br. und 142°15,5' o.L.), die größte bisher gelotete Tiefe beträgt 11 516 m im Mindanaograben.

Physikalisch-chemische Eigenschaften

Wasser besteht in molekularer Form aus 2 Teilen Wasserstoff und 1 Teil Sauerstoff. Dabei entspricht die Zusammensetzung der im Meerwasser gelösten Stoffe annähernd dem sog. inneren Meeresmilieu von Säugetieren, wobei allerdings in der Extrazellulärflüssigkeit des Menschen im Laufe von Jahrmillionen ein Verdünnungseffekt eingetreten ist. Dies hängt damit zusammen, daß Wasser ein hohes Lösungsvermögen für Säuren, Alkalien und Salze aufweist und diese gelösten Stoffe neben anderen in wechselnden Mengen in die Weltmeere transportiert. Die heutigen Meere sind daher stärker konzentriert als das frühere, sog. Urmeer, dessen Zusammensetzung identisch mit der Extrazellulärflüssigkeit war.

Wasser zeigt neben vielen Gemeinsamkeiten eine von anderen Flüssigkeiten abweichende physikalische Besonderheit. Jede „normale" Flüssigkeit wird bei abnehmender Temperatur spezifisch schwerer. Wasser erreicht jedoch seine größte spezifische Dichte bei etwa 4 °C, bei weiterer Abkühlung dehnt es sich wieder geringfügig aus und wird spezifisch leichter. Damit ist erklärbar, daß das bei 0 °C zu Eis erstarrte Wasser an der Oberfläche schwimmt und in einem unbewegten Wasser, sofern es genügend tief ist, immer eine Tiefenschicht von 4 °C warmen Wasser anzutreffen ist.

Da Flüssigkeiten nicht oder unter sehr hohen Drücken nur minimal kompressibel sind, setzt sich der Druck in Flüssigkeiten nach allen Seiten gleichmäßig fort. Auch im menschlichen Organismus ist diese Druckfortpflanzung unter Wasser nachweisbar, ohne daß Schäden eintreten. In Druckkammerversuchen konnte bisher gezeigt werden, daß ein Druck von annähernd 70 bar (also etwa 700 m Wassertiefe) keinerlei physikalische Schädigungen nach sich zieht; es kommt jedoch ab ca. 600 m zu einer ursächlich bisher nicht bekannten Enzymsteigerung der Leber (reversibel).

Archimedisches Prinzip

„Ein in Flüssigkeit getauchter Gegenstand verliert soviel Gewichtskraft, bzw. er erfährt soviel an Auftrieb, wie die von ihm verdrängte Flüssigkeitsmenge wiegt".
Mit Hilfe dieser Gesetzmäßigkeit läßt sich die Dichte aller Körper berechnen:

$$\text{Dichte} = \frac{\text{Masse}}{\text{Volumen}} = \frac{kg}{dm^3}$$

Auftrieb = Volumen · Dichte der Flüssigkeit · g

Wir wissen, daß 1 l chemisch reines Süßwasser bei 4 °C die Dichte von 1,0 $\frac{kg}{dm^3}$ Masse aufweist. Ist die Dichte eines Körpers kleiner als 1,0, so schwimmt er auf der Oberfläche; ist sie größer, so sinkt der Körper ab.
Anhand von 2 Beispielen soll dieses Gesetz veranschaulicht werden:

1. Beispiel:
Ein Schwimmer mit 80 kg Masse (800 N) und einer Dichte von 1,1 kg/dm³ kann sich mit Schwimmbewegungen an der Wasseroberfläche halten.
Begründung:

$$\text{Volumen} = \frac{\text{Masse}}{\text{Dichte}} = \frac{80 \text{ kg}}{1,1 \text{ kg/dm}^3} = 72,2 \text{ dm}^3 \text{ verdrängte Flüssigkeit.}$$

Da die Dichte von Wasser 1 ist, erfährt der Schwimmer einen Auftrieb von 727 N; er hat daher nur noch einen Abtrieb von 73 N mit Schwimmbewegungen über Wasser zu halten.

2. Beispiel:
Ein Taucher ist mit einem Tauchanzug bekleidet und wiegt damit ebenfalls 80 kg (800 N). Da der Tauchanzug zum größten Teil aus Lufteinschlüssen besteht, erteilt er dem Taucher wegen der geringen Dichte der Luft (ϱ = 0,000056) einen erheblichen Auftrieb. Die Dichte des Tauchers einschließlich Anzug beträgt daher nur 0,95. Für den Abstieg in die Tiefe benötigt der Taucher deshalb Bleigewichte als Ballast.
Begründung:

$$\text{Volumen} = \frac{80 \text{ kg}}{0,95 \text{ kg/dm}^3} = 84,2 \text{ dm}^3 \text{ entsprechend 842 N.}$$

Der Taucher erfährt somit einen zusätzlichen Auftrieb von 42 N und muß diesen durch Mitnahme von entsprechend viel Bleigewichten ausgleichen (Austarieren).
Dieses 2. Beispiel erfährt insofern eine Einschränkung, als der Tauchanzug und dessen Lufteinschlüsse mit zunehmender Tauchtiefe

komprimiert werden. Das Volumen und der anfänglich erhöhte Auftrieb nehmen ab, und der Taucher kann in größerer Tiefe erhebliche Mühe haben, ein weiteres ungewolltes Absinken zu verhindern. Gelöst werden kann dieses Problem auf dreierlei Weise:

- Der Taucher nimmt beim Abtauchen zusätzlich einen größeren Stein mit und wirft diesen später ab;
- das Bleigewicht wird so sparsam bemessen, daß die ersten Meter nur unter größerem Aufwand an Schwimmarbeit überwunden werden, oder
- das normale Bleigewicht wird mitgenommen; beim beginnenden Absinken in größerer Tiefe wird durch Lufteinblasen in die Tarierweste wieder ein Schwebezustand erreicht. Aus diesem Grund, vor allem aber auch Sicherheitsgründen, ist das Tragen einer derartigen Tarierweste ein nahezu unabdingbares Muß für jeden Taucher.

Temperatur und Wärmeleitfähigkeit

Die Körpertemperatur wird durch einen fein abgestimmten Regelkreis konstant bei etwa 37 °C gehalten und reagiert auf äußere Temperaturschwankungen entweder mit vermehrter Wärmeproduktion oder Verdunstungskälte über verstärkte Schweißsekretion.

Während eine Überhitzung im Wasser nur extrem selten auftritt, vielleicht beim Tragen von dicken Tauchanzügen in tropischen Meeren bei Wassertemperaturen von 30 °C und mehr, kommt es beim Schwimmen und Tauchen häufiger zu einer Unterkühlung, manchmal sogar mit fatalem Ausgang.

Die Wärmeleitfähigkeit des Wassers im Verhältnis zu verschiedenen Metallen, etwa Silber oder Kupfer, ist sehr gering, im Verhältnis zu Luft jedoch 25mal größer. Dem ungeschützten Organismus kann daher in hohem Maß Wärme entzogen werden. Dabei wird zunächst die unmittelbar angrenzende Wasserschicht erwärmt. Damit verbunden ist nun eine Verringerung der Wasserdichte, das so erwärmte Wasser steigt nach oben, kaltes Wasser kann nachfließen und dem Körper erneut Wärme entziehen. Durch diesen als Konvektion bezeichneten Vorgang steigt die Gesamtleitfähigkeit des Wassers auf etwa das 100fache an. Anpassungsvorgänge im Körper reduzieren jedoch den Wärmeverlust, so daß er maximal 2- bis 3mal höher ist als an der Luft. Der Wärmeverlust erfolgt jedoch um so schneller, je größer die ungeschützte Körperoberfläche, die Temperaturdifferenz zwischen Körper und Wasser und je stärker die Wasserströmung ist.

Um der Gefahr einer stärkeren Unterkühlung beim Tauchen wirkungsvoll begegnen zu können, wurden Tauchanzüge geschaffen, die auf verschiedenartige Weise den Wärmeverlust begrenzen. Die für den normalen Sporttaucher gebräuchlichsten, sog. Naßtauchanzüge, schützen auf zweierlei Weise vor einem stärkeren Wärmeverlust.

Wie der Name Naßtauchanzug schon sagt, schützt er den Taucher nicht vollständig vor dem Kontakt mit Wasser; der Anzug liegt nicht an allen Stellen vollständig an, und es kann eine geringe Menge Wasser eindringen, die sich als schmaler Film am ganzen Körper verteilt. Das eingedrungene Wasser wird erwärmt und bildet eine Grenzschicht zwischen Körper und Anzug. Eine Konvektion unterbleibt weitgehend, der erwärmte Wasserfilm strömt nur langsam ab. Bei sehr niedrigen Wassertemperaturen kann bereits vor dem Einstieg ins Wasser vorgewärmtes Wasser in den angelegten Tauchanzug eingefüllt werden. Wesentlich verstärkt wird die isolierende Wirkung dieser Grenzschicht durch die Beschaffenheit der Naßtauchanzüge. Das kautschukartige Material besteht zum größten Teil aus mikroskopisch kleinen Lufteinschlüssen. Durch die geringe Wärmeleitfähigkeit der Luft wird somit ein zusätzlicher hoher Isolationsgrad erreicht.

Mit zunehmender Tauchtiefe werden aber, entsprechend dem Boyle-Mariotte-Gesetz, diese Lufteinschlüsse komprimiert, so daß in größerer Tiefe ein beträchtlicher Anteil dieser Isolationswirkung verlorengeht und durch die in größerer Tiefe erheblich geringeren Wassertemperaturen die Unterkühlung beschleunigt wird.

Bei Wasseroberflächentemperaturen unter 21 °C ist deshalb das Tragen eines Tauchanzuges von mindestens 6 mm Dicke unverzichtbar. Nur bei wärmeren Wassertemperaturen und Tauchgängen in geringer Tiefe kann auf einen Anzug verzichtet werden oder ein dünnerer Anzug gewählt werden.

Der Vorgang der Konvektion macht sich nicht nur beim Taucher als Wärmeverlust bemerkbar, er findet in größerem Rahmen auch beim jahreszeitlichen Temperaturwechsel im Wasser statt.

Im Winter verhindert eine Eisdecke die Einwirkung von Sonne und Wind, eine Konvektion findet nicht statt (sog. Winterstagnation). Unter der Eisdecke findet sich eine Schicht von 0 °C, nach wenigen Metern steigt die Temperatur bis auf maximal 4 °C an. Die Grenze zwischen Wasserschichten unterschiedlicher Temperatur wird als Sprungschicht bezeichnet, sie liegt im Winter knapp unter der Oberfläche und ist kaum ausgeprägt. Durch Sonnenstrahlung kommt es im Frühjahr zur Eisschmelze, das Oberflächenwasser erwärmt sich auf 4 °C, eine Sprungschicht ist für kurze Zeit nicht vorhanden. Nun kann mit Windunterstützung eine vollständige Wasserdurchmischung stattfinden, die Frühjahrsvollzirkulation.

Durch die anschließende Sonneneinwirkung im Sommer kommt es zu einer Erwärmung der Oberflächenschicht, sie wird dadurch spezifisch leichter, und es bildet sich wiederum eine Sprungschicht aus, die im Laufe des Sommers immer tiefer wandert. In ausreichend tiefen Gewässern ist jedoch immer eine Schicht von 4 °C kaltem Wasser nachweisbar.

Im Herbst kühlt die Oberfläche wieder ab, es kommt im Rahmen der Herbstzirkulation erneut zu einer völligen Durchmischung, wobei auch jetzt Sprungschichten kurzfristig nicht nachweisbar sind.

Sichtverhältnisse

Das menschliche Auge ist für das Sehen unter Wasser ungeeignet, eine verzerrungsfreie Sicht ist ohne das Hilfsmittel Tauchermaske nicht möglich. Durch die starke Krümmung des Bulbus wirkt das unmittelbar am Auge anliegende Wasser wie eine Hohllinse, die einfallenden Lichtstrahlen werden in ihrem Brennpunkt nicht mehr auf der Netzhaut vereinigt. Durch diese funktionelle Hyperopie (ca. 50 Dioptrien) entsteht ein unscharfes Bild, das durch die Planglasscheibe der Tauchermaske annähernd ausgeglichen wird, wenn sich Luft zwischen Maske und Gesicht befindet.

Im Wasser werden einfallende Lichtstrahlen stärker gebrochen als in Luft (Brechungszahl n = 1,33) (Abb. 10). Durch die Lichtbrechung am Übergang Wasser – Tauchermaske kommt es zu einer scheinbaren Vergrößerung der abgebildeten Gegenstände und das Gesichtsfeld wird eingeengt. Alle Gegenstände erscheinen daher um ca. $1/3$ größer und $1/4$ näher, wobei durch Gewöhnung aber bald eine Anpassung an die veränderten Proportionen eintritt.

Äußere Einflüsse tragen erheblich dazu bei, die Lichtverhältnisse im Wasser wechselnd stark zu verändern. Je nach Einfallswinkel und

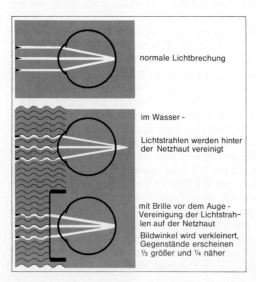

Abb. **10** Lichtbrechung im Wasser.

Intensität der Sonneneinstrahlung wird ein wechselnd großer Anteil des Sonnenlichtes reflektiert, absorbiert oder gestreut, wobei die Beschaffenheit des Untergrundes und die Verunreinigung durch Schwebeteilchen die Sichtverhältnisse zusätzlich beeinflussen.

Die Absorption des einfallenden Lichtes richtet sich neben diesen Gegebenheiten nach der Wellenlänge der Lichtstrahlen; das langwellige Rotlicht wird schon frühzeitig absorbiert und ist ab 5 m Tiefe bereits nicht mehr nachweisbar, während das kurzwellige Blaulicht auch in großer Tiefe noch vorhanden ist. Diese Farbabsorption hat zur Folge, daß mit zunehmender Tiefe der wirklichen Farben nicht mehr erkennbar sind und sich so beispielsweise leuchtend bunte Fische in größerer Tiefe hervorragend tarnen können. Werden die Gegenstände jedoch mit einer Kunstlichtquelle angestrahlt, treten die ursprünglichen Farben wieder zutage.

Sprech- und Hörvermögen im Wasser

Ebenso wie das Sehvermögen ist auch die Sprache den Verhältnissen unter Wasser nicht angepaßt, Worte sind nur als unverständliche Lautäußerungen zu erfassen. Daher verständigen sich Taucher mittels festgelegter Handzeichen, deren wichtigste international vereinheitlicht sind. Helmtaucher können sich durch eingebaute Sprechanlagen mit der Wasseroberfläche verständigen, doch tritt hier bereits in Tiefen ab 15 – 20 m ein Donald-Duck-Effekt ein, der durch die höhere Moleküldichte der Atemluft bedingt ist. Die Stimmlage wird verzerrt und läßt sich nur durch Einbau von speziellen Filtern einigermaßen entzerrt wiedergeben.

Der gleiche Effekt tritt auch in Druckkammern auf, wobei die Sprache ähnlich der eines Betrunkenen immer undeutlicher und verwaschener klingt. Eine Verständigung zwischen Taucher und behandelndem Arzt kann daher bei einer Druckkammertherapie unter höherem Druck außerordentlich schwierig werden.

Da sich Schallwellen unter Wasser ca. 4mal schneller als in Luft ausbreiten und ihre Reichweite zunimmt, erscheinen Geräusche unter Wasser sehr viel lauter und sind über eine größere Entfernung wahrzunehmen, vermitteln also den Eindruck der näheren Entstehung. Die Richtung der Geräuschquelle kann praktisch nicht festgestellt werden, weil das Gehör die Richtung aus dem kleinen Zeitunterschied feststellt, mit dem der Schall am schallzu- bzw. am schallabgewandten Ohr ankommt. Dieses differente Auftreffen der Schallwellen ist in Luft wahrnehmbar (Schallgeschwindigkeit etwa 340 m), unter Wasser bei etwa 4fach schnellerer Schalleitung nicht mehr.

Geräusche, die knapp oberhalb der Wasseroberfläche entstehen, können vom Taucher selbst unmittelbar unter der Oberfläche nicht mehr wahrgenommen werden, da die Schallwellen beim Übertritt aus der Luft ins Wasser den größten Teil ihrer Energie verlieren.

Taucharten

Das Tauchen mit Luftzufuhr von der Wasseroberfläche wurde im 19. Jahrhundert bereits in größerem Umfang für gewerbliche Zwecke betrieben, während das oberflächenunabhängige Tauchgerät erst seit etwas mehr als 40 Jahren weltweite Verbreitung gefunden hat. Durch die bahnbrechende Erfindung des Lungenautomaten von Cousteau und Gagnan wurde es möglich, atembare Luft unter hohem Druck in Stahlzylinder zu füllen und diese Luft unter Wasser, reduziert auf den Umgebungsdruck, über den Lungenautomaten zu veratmen.

Nackttauchen

Darunter versteht man das Abtauchen von der Wasseroberfläche ohne jegliche Hilfsmittel, die Fortbewegung erfolgt mittels Brustschwimmbewegungen. Ein trainierter Schwimmer ist so in der Lage, Weiten von etwa 30 m und Tiefen bis 10 m zu erreichen. Von Perlentauchern der Südsee wird berichtet, daß sie ohne jegliches Hilfsmittel bis in Tiefen von 30 m und mehr vordringen und bis zu knapp 4 Minuten verweilen können.

Tauchen mit ABC-Ausrüstung

Mit dieser Grundausrüstung, das sind Flossen, Maske und Schnorchel, ist der Taucher bereits sehr viel beweglicher, es werden von Geübten Tiefen von 20 m und Weiten von bis zu 50 m erreicht. Die Bewegung erfolgt nun ausschließlich mittels Kraulbeinschlag, wobei lediglich bei der Einleitung des Abtauchvorganges ein Armzug erforderlich ist. Die Rekordleistungen mit ABC-Ausrüstung muten phänomenal an: Der Weltrekord steht z.Z. bei über 100 m!

Zum weiteren Verständnis einiger beim Tauchen möglichen Gefahrenquellen ist es unumgänglich, die wesentlichen Konstruktionsmerkmale der beim Tauchen verwendeten Hilfsmittel kurz aufzuzeigen.

Bei den *Flossen* lassen sich zwei Prinzipien gegenüberstellen: Schwimmflossen bestehen aus einem mäßig harten, nicht zu großen Flossenblatt, das Fußteil paßt sich der anatomischen Wölbung des Fußgebäudes an, und die Ferse sitzt fest in einem geschlossenen Schuhteil, während die Zehen vorne frei ins Wasser ragen. Somit kann immer eine geringe Wassermenge in den Fußteil eindringen.

Tauchflossen weisen ein wesentlich härteres und größeres Flossenblatt auf, der Vorfuß ist in einer Gummikappe fest fixiert, während die Ferse durch ein verstellbares Band gehalten wird und eine Anpassung an die Wölbung des Fußes nicht vorhanden ist. Diese Flossen können nur mit Füßlingen getragen werden, eignen sich daher auch zum Gebrauch in sehr kaltem Wasser, während Schwimmflossen nur im wärmeren Wasser benützt werden können.

Zu eng sitzende Schwimmflossen können, vornehmlich über dem Rist, Druck- und Scheuerstellen bewirken; Tauchflossen mit ihrem harten und starren Blatt führen oft zu frühzeitiger Ermüdung, verbunden mit Zehen- und Wadenkrämpfen.

Die *Tauchermaske*, normalerweise eine Halbgesichtsmaske, welche Augen, Nase und Wangenknochen einschließt, muß dem Gesicht allseits dicht anliegen, um Eindringen von Wasser zu verhindern. Mittels eines verstellbaren Gummibandes wird der korrekte Sitz der Maske eingestellt. Der Nasenteil einer Maske muß so gearbeitet sein, daß die Nase bequem mit Daumen und Zeigefinger komprimierbar ist, um in regelmäßigen Abständen den sog. Druckausgleich zu ermöglichen. Das Maskenglas muß splitterarm sein, Plastikscheiben sind ungeeignet. Für Brillenträger gibt es Spezialanfertigungen mit serienmäßig eingearbeiteten Gläsern. Eingearbeitete Schnorchel in die Brille haben sich nicht bewährt, da einerseits häufig Wasser in das Maskeninnere eindringt, andererseits der am Gasaustausch nicht beteiligte Totraum erheblich vergrößert wird und die Gefahr einer CO_2-Vergiftung durch Atmung dieser Pendelluft besteht.

Der *Schnorchel* ermöglicht es, ständig mit dem Gesicht knapp unter der Wasseroberfläche zu verweilen, ohne den Kopf zur Atmung heben zu müssen. Schnorchel sollen aus einem starren, festen Rohr mit halbrunden oder winkelförmigen Mundstückteil bestehen. Faltenmundstücke sind ungeeignet, da kleine Wassertröpfchen, die sich in den Faltenzwischenräumen ansammeln, beim Einatmen in das Atemsystem gelangen und einen heftigen Hustenreiz auslösen können. Aus mehreren Gründen sind auch Ventilverschlüsse am oberen Ende des Schnorchels, die das Eindringen von Wasser verhindern sollen, abzulehnen. Keinesfalls darf ein Schnorchel länger als 40 cm sein oder darüber hinaus verlängert werden, da zum einen wiederum die Gefahr der CO_2-Vergiftung besteht, hauptsächlich jedoch, um ein möglicherweise letales Barotrauma der Lunge zu verhindern.

Tauchen mit Preßluftgeräten

Hier unterscheiden wir die oberflächenabhängige Luftzufuhr über einen Atemschlauch und das oberflächenunabhängige Freitauchgerät. Die oberflächenabhängigen Tauchgeräte werden ausschließlich von

Berufs- und Militärtauchern verwendet und ermöglichen eine theoretisch unbegrenzte Tauchdauer. Es handelt sich überwiegend um Helmtauchgeräte, in denen der Taucher aufgrund der gewichtigen Konstruktion und des mitgeführten schweren Bleiballastes nur wenig Bewegungsfreiheit, jedoch ein gutes Standvermögen auf Grund besitzt. Es sind Trockentauchgeräte, der Taucher trägt zum Schutz gegen Unterkühlung unter dem Anzug spezielles Unterzeug. Die Luftzufuhr in den Helm und Anzug erfolgt über einen mit einem Kompressor an der Oberfläche verbundenen Atemschlauch, der seitlich am Helm fest verschraubt ist. Im Helm befinden sich 3 Sichtfenster sowie eine Sprechfunkverbindung zur Oberfläche. Über den Atemschlauch wird der Taucher jeweils mit Luft unter dem Druck versorgt, wie er in der entsprechenden Tauchtiefe herrscht. Seitlich am Helm befindet sich ein Auslaßrückschlagventil, das überschüssige und verbrauchte Luft ins Wasser entweichen läßt.

Die Hauptgefahr des Helmtauchers besteht im sog. Tauchersturz, bei dem der Taucher aufgrund seines hohen Gewichts plötzlich unkontrolliert in die Tiefe abgleitet und der nötige Druck über den Atemschlauch nicht schnell genug nachgefahren werden kann. Dabei kommt es zu einem Unterdruck im gesamten System, zum sog. inneren und äußeren Blaukommen: Es bilden sich hauptsächlich im Kopf- und Halsbereich sowie an den Beugefalten des Anzuges petechiale Blutungen, aber auch flächenhafte Hämatome aus. Im Bereich der inneren Brustorgane kann es zu Einrissen und Blutungen der Lunge und über eine verstärkte Rechtsherzbelastung zum akuten Kreislaufversagen kommen. Diese innere Blaukommen wird, da derselbe pathophysiologische Mechanismus zugrunde liegt, bei den Gefahren des Schnorcheltauchens noch eingehend erörtert.

Bei den Freitauchgeräten ist, im Gegensatz zum Helmtauchgerät, die Tauchzeit schon dadurch erheblich reduziert, daß nur ein beschränkter Atemgasvorrat zur Verfügung steht. Der normale Sporttaucher, mit dem wir es zu tun haben, verwendet fast ausschließlich ein offenes Preßluftsystem. Dieses besteht aus 1 oder 2 Stahl- oder Aluminiumbehältern, die normale atmosphärische Luft in hochkomprimierter Form enthalten. Der Fülldruck beträgt in der Regel 200 bar. Die gebräuchlichsten Geräte haben ein Flaschenvolumen von 7 – 15 l, so daß in einer 10-Liter-Stahlflasche 2000 barl, in einer 8-Liter-Aluflasche 1600 barl Atemluft mitgeführt werden können. Die mögliche Tauchzeit ist damit abhängig vom Luftvorrat, dem persönlichen Luftverbrauch pro Minute (der je nach Alter, Konstitution und körperlicher Belastung beim Tauchgang erheblich differiert) und der Tauchtiefe. Vor allem die Tauchtiefe spielt eine erhebliche Rolle, da der Luftverbrauch direkt proportional der Tauchtiefe ansteigt. So ist der Verbrauch in 30 m Tiefe mit 4 bar Umgebungsdruck 4mal so hoch wie bei Atmung an der Wasseroberfläche.

Die Atmung aus dem Tauchgerät ist nicht direkt, sondern nur unter Zwischenschaltung eines Druckminderventils, des Lungenautomaten, zwischen Flasche und Lunge möglich. Dieser Lungenautomat sorgt dafür, daß dem Taucher in jeder beliebigen Tiefe immer entsprechend dem umgebenden Wasserdruck bei minimalstem Einatemwiderstand ausreichend Luft zugeführt wird. Das heute am weitesten verbreitete Konstruktionsprinzip des Lugenautomaten stellt der Einschlauchautomat mit zwei Reduzierstreifen dar (Abb. **11**). In der ersten, der Hochdruckstufe, die sich direkt am Flaschenansatz befindet, wird der Druck auf 7–13 bar über den jeweiligen Umgebungsdruck reduziert. Über einen Mitteldruckschlauch, der auf etwa 40 bar ausgelegt ist, fließt die Luft zur Niederdruckstufe, die sich direkt vor dem Mund befindet. Diese Reduzierstufe besteht aus 2 Kammern, die durch eine Membran voneinander getrennt sind. Die äußere Kammer steht über mehrere Bohrungen direkt mit dem umgebenden Wasser in Verbindung, so daß der Wasserdruck auf die bewegliche Membran einwirken kann. Je höher der umgebende Wasserdruck ist, um so stärker wird die Membran nach unten gedrückt und bewirkt, daß über ein sich auf Druck öffnendes Ventil Luft entsprechend dem Umgebungsdruck in die innere, sog. Druckminderkammer, einfließen kann. Dies geschieht selbsttätig so lange, bis an der Membran ein Druckgleichgewicht hergestellt ist. Durch den folgenden Einatemvorgang kann nun Luft unter gleichem Druck in die Lungen gelangen, wie sie dem Umgebungsdruck entspricht. Ein Überdruck in der Lunge tritt trotz des erhöhten Drucks der Einatemluft nicht auf, da die eingeatmete Luft entsprechend dem Boyle-Mariotte-Gesetz ebenfalls komprimiert wird. Hierin liegt jedoch eine der großen Gefahren des Gerätetauchens, die bei der Erörterung des Lungenrisses noch näher beschrieben wird.

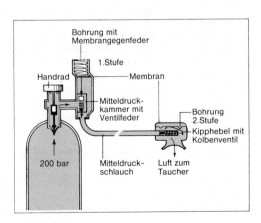

Abb. **11**
Luftweg des zweistufigen Lungenautomaten.

Durch den bei der Einatmung in der Druckminderkammer erzeugten geringen Unterdruck wird bewirkt, daß sofort wieder ausreichend Luft nachfließen kann und für den nächsten Atemzug zur Verfügung steht. Die Ausatemluft gelangt direkt über die äußere Kammer ins umgebende Wasser, wobei ein Rückschlagventil dafür sorgt, daß kein Wasser in die Atemwege des Automaten eindringen kann.

Um den Taucher auf den langsam zu Ende gehenden Luftvorrat in der Flasche hinzuweisen, war bisher eine sog. Reserveschaltung üblich. Durch ein Widerstandsventil wurde bei einem Flascheninnendruck von etwa 40 bar die Luftzufuhr zum Automaten langsam gedrosselt und damit die Einatmung zunehmend erschwert.

Heute bedient man sich eines Finimeters. Dieser Druckmanometer läßt zu jeder Phase des Tauchganges erkennen, wieviel Restdruck im Tauchgerät zur Verfügung steht. Ist der Flaschendruck auf etwa $1/4$ des ursprünglichen Druckes, im Normalfall also auf etwa 50 bar gesunken, ist dies das Zeichen zum Aufstieg an die Wasseroberfläche. Diese Restluft sollte ausschließlich für etwa auftretende Behinderung (Hängenbleiben in einem Fischernetz, Vorbeifahren des Motorbootes) dienen, um eine sichere Rückkehr zur Oberfläche zu gewährleisten. An der Oberfläche angelangt, wird sofort auf Schnorchelatmung umgestellt, um die Reserveluft für ein evtl. plötzlich notwendig werdendes nochmaliges Abtauchmanöver verwenden zu können. Daher muß bei jedem Gerätetauchgang ein Schnorchel mitgeführt werden, vor allem auch, weil eine längere Schwimmstrecke an der Oberfläche mit leerem Gerät nicht zu bewältigen ist, ohne das Risiko des Ertrinkens wegen Erschöpfung einzugehen.

Die Füllung der Preßlufttauchgeräte erfolgt über Hochleistungskompressoren, an deren technische Leistung und Luftreinigung hohe Anforderungen gestellt werden müssen. Über mehrere Filtersysteme wird die abzufüllende Luft von Schwebeteilchen, Wasserdampf und Ölrückständen sowie Kohlendioxid, nicht jedoch von Kohlenmonoxid gereinigt. Bei Kompressoren mit Verbrennungsmotor als Antrieb muß deshalb darauf geachtet werden, daß die Abgase abgeleitet werden und nicht angesaugt werden können. Der Standpunkt wird daher so gewählt, daß der Ansaugschlauch ca. 2 m über der Erde weitab vom Motor so in Windrichtung angebracht wird, daß sowohl vom Kompressor als auch von in der Nähe befindlichen Verbrennungsquellen wie Pkw usw. keinerlei Abgase angesaugt werden können.

Tauchen mit Sauerstoffgeräten

Diese Geräte arbeiten, im Gegensatz zu den Preßluftgeräten, mit reinem Sauerstoff als Atemgas. Es handelt sich hierbei um ein geschlossenes System, bei dem die Ausatemluft nicht an die Umgebung abgegeben, sondern nach entsprechender Reinigung erneut der Atmung zugeführt wird. Da keinerlei Luftblasen zur Wasseroberfläche steigen, eignet sich dieses Gerät für den militärischen Einsatz und wird daher vornehmlich von Kampfschwimmern verwendet.

Die Einatemluft aus reinem Sauerstoff wird einer kleinen Vorratsflasche entnommen, die ebenfalls mit 200 bar gefüllt ist. Über einen Lungenautomaten wird der Druck auf Umgebungsbedingungen reduziert. Nach der Ausatmung gelangt die nun aus etwa 95% O_2 und 4 – 5% CO_2 bestehende Luft über einen Atemkalkfilter; hier erfolgt die Absorption von CO_2. So gereinigt, sammelt sich die Luft in einem vor der Brust getragenen Atembeutel, wo über ein Steuersystem entsprechend dem vorherigen Verbrauch eine geringe Menge reiner Sauerstoff aus der Flasche wieder zugeführt und entsprechend dem Umgebungsdruck der Druck im Atemsystem angepaßt wird. Die Tauchzeit mit einem Sauerstoff-Kreislaufgerät beträgt mehrere Stunden und ist damit erheblich länger als beim Preßluftgerät, jedoch ist die Tauchtiefe wegen der Gefahr einer Sauerstoffvergiftung limitiert auf maximal 7 – 10 m, außerdem kann ein Sauerstoffmangel auftreten, wenn das Gerät vor dem Abtauchen nicht völlig entlüftet wurde und eine größere Menge Stickstoff im System verblieben ist. Weitere Risikofaktoren verbieten den Einsatz als ein für den Sporttaucher geeignetes Gerät.

Tauchen mit Mischgasgeräten

Um die Nachteile der Preßluftgeräte mit ihrer beschränkten Tauchzeit und der Sauerstoffgeräte mit ihrer begrenzten Tauchtiefe sowie dem erhöhtem Risiko auszugleichen, wurde in den letzten Jahren verstärkt an der Entwicklung von Mischgasgeräten gearbeitet. Diese Geräte werden wegen des recht hohen Anschaffungspreises und aufwendiger Wartung vornehmlich im militärischen Bereich, zunehmend aber auch gewerblich bei sog. „Offshore"-Arbeiten in größeren Tiefen bis ca. 300 m Tiefe eingesetzt. Mit ihnen wird häufig das Sättigungstauchen betrieben, d.h., der Taucher wird entweder in einer Druckkammer vor dem Tauchgang unter erhöhten Umgebungsdruck gebracht und steigt dann aus der Kammer ins Wasser aus, oder der Taucher begibt sich von der Wasseroberfläche in die Tiefe, arbeitet dort einige Stunden und steigt dann in eine Überdruckkammer unter entsprechend hyperbaren Bedingungen ein, um dort mehrere Tage, manchmal bis zu einem Monat zu verbringen, um von hier aus seine Arbeit fortzusetzen. Sättigungstauchen basiert auf der Beobachtung, daß sich der Organismus, gleichgültig welchem Überdruck er ausgesetzt wird, nach ca. 40 – 50 Stunden entsprechend dem jeweiligen Umgebungsdruck physikalisch mit Gas sättigt. Wenn Sättigung eingetreten ist, kann die Tauchzeit beliebig verlängert werden, ohne daß die maximale Dekompressionszeit verlängert wird. Die beim Auftauchen erforderliche langsame Gasentsättigung erfolgt dann entweder in der Unterwasserstation oder in einer geeigneten großen Druckkammer in Austauchstufen von mehreren Tagen.

Prinzipiell gleichen Mischgasgeräte den Kreislaufgeräten, arbeiten aber mit einem variablen Gasgemisch von Sauerstoff und Stickstoff, das jeweils der Tiefe entsprechend verändert wird. Neuere Entwicklungen basieren auf der Verwendung von Helium anstelle des Stickstoffs als Füllgas, weil Helium sehr viel schneller eine vollständige Gewebssättigung erzielt, jedoch auch schneller wieder aus dem Gewebe eliminiert wird. Damit lassen sich kürzere Austauchzeiten erzielen und die Gefahr einer Caissonkrankheit, auf die noch ausführlich einzugehen ist, wird erheblich reduziert.

Sättigungstauchen ist erst möglich, seit künstliche Atemgemische vorliegen, die dem Problem der O_2-Toxizität Rechnung tragen. Unbedenklich für Langzeitwirkungen ist ein O_2-Partialdruck von 0,5 bar, dies bedeutet etwa in 150 m Tiefe nur noch eine O_2-Beimischung von etwa 3%! Daher muß der O_2-Gehalt sehr präzise gemessen werden, ebenso mögliche Verunreinigungen, die ja schon in geringer Konzentration in großer Tiefe entsprechend ihrem dortigen Partialdruck ihre mögliche toxische Wirkung entfalten können.

Helium als Stickstoffersatz konnte die Stickstoffwirkungen beim Tiefenrausch und der Dekokrankheit aufgrund seiner geringeren Dichte weitgehend eliminieren. (Geringes Molekulargewicht, geringe Löslichkeit im Fettgewebe des ZNSZ.)

Beim Sättigungstauchen bis etwa 200 m Tauchtiefe sind lange Dekozeiten erforderlich (etwa 1 Woche, Aufstiegsgeschwindigkeit pro Tag etwa 20 – 30 m mit Heliox-Gemisch). Dieses teure Verfahren ist hauptsächlich im „Off-shore"-Betrieb der Ölförderung zur Anwendung gekommen.

Da Helium eine erheblich höhere Wärmeleitfähigkeit als Luft hat, treten unter Wasser extreme Wärmeverluste auf. Daher muß sowohl im Tauchanzug als auch in der Unterwasserwohnkammer eine Temperatur von etwa 32–33 °C herrschen, auch die Einatemluft des Tauchgerätes muß auf diese Temperatur angewärmt werden.

Ein weiteres, bisher therapeutisch nur wenig angehbares Problem stellt das sog. HPNS dar (High pressure nervous syndrom). Hier kommt es zu einer Störung des Nervensystems in großen Tauchtiefen durch direkte Druckwirkung auf das Nervensystem. Es kommt zu einer Kompression von Nervenmembranen, dies führt zu einer Änderung der Reizleitung. Daraus resultiert das sog. Heliumzittern der Finger, Schwindel, Übelkeit, gestörte Koordination und verringerte Aufmerksamkeit. Durch Halte- und Erholungszeiten im Kompressionsprofil ist das HPNS beherrschbar. Außerdem können narkotisch wirksame Gase wie N_2 oder H_2 die Symptome des HPNS mindern. H_2 hat außerdem den Vorteil der geringen Gasdichte, so daß die Atemarbeit in größeren Tiefen auf ein erträgliches Maß reduziert wird. Der preiswerten Herstellung des Wasserstoffs steht die erheblich erhöhte Explosionsgefahr gegenüber.

Schädigungen durch äußere Einflüsse

Die überwiegende Zahl der Tauchunfälle beruht auf physikalischen Druckwirkungen und atemgasbedingten Erkrankungen. Einige nicht unbedingt tauchspezifische Gegebenheiten können jedoch zu schweren gesundheitlichen Schäden führen, und der erstbehandelnde Arzt kann bereits im Vorfeld der Klinik wirkungsvolle Soforthilfe leisten.

Temperaturbedingte Schäden

Wie bereits erwähnt, ist Wasser ein ausgezeichneter Wärmeleiter, wobei ein Schutz vor Unterkühlung durch Tauchanzug möglich ist, es gegen eine Überhitzung jedoch kaum wirkungsvolle technische Hilfsmittel gibt.

Ab einer Wassertemperatur von über 30 °C kann es bei längerem Verweilen, vor allem wenn ein Tauchanzug getragen wird, durch ungenügende Wärmeabgabe zum Hitzschlag, oft verbunden mit Hitzekrämpfen, kommen. Es fehlt im Wasser ein ganz wesentliches Element der Wärmeregulation, die Verdunstungskälte durch erhöhte Schweißproduktion.

Es stellen sich zunächst Kopfschmerzen, Schwindel, Übelkeit und Erbrechen ein, verbunden mit einem starken Durst- und Schwächegefühl. Die Rektaltemperatur kann dabei Werte von 41 °C überschreiten. Das Gesicht ist anfänglich hochrot und blaßt in der Folge als Anzeichen eines drohenden Kreislaufkollapses ab, es wird grau und fahl. Sehr schnell können dann Bewußtseinsverlust, Koma und zentral bedingte Krämpfe den Tod herbeiführen.

Die Therapie im Anfangsstadium ist einfach und wirkungsvoll: Verbringen in kühlere, schattige Umgebung, Entkleiden, Schwenken von Handtüchern nahe der Körperoberfläche und Abreiben der Haut, um über eine verstärkte Durchblutung die Schweißproduktion und damit die Verdunstungskälte zu erhöhen. In schwereren Fällen kann es erforderlich sein, den Körper teilweise oder ganz in kaltes Wasser einzutauchen, dies muß jedoch schrittweise erfolgen. Hitzekrämpfe werden zusätzlich durch orale Gabe von Salzwasser, notfalls Meerwasser, schnell beseitigt.

Ist bereits ein Kreislaufkollaps eingetreten, dann sind alle Maßnahmen der Schocktherapie einschließlich Gabe eines lytischen Cocktails unverzüglich einzuleiten.

Sehr viel häufiger wird der Arzt mit den verschiedenen Stadien der Unterkühlung konfrontiert werden, die bei dem mit Tauchanzug geschützten Taucher nur selten und in abgeschwächter Form, beim unbekleideten Taucher und Schnorchler oder Schwimmer jedoch häufiger und mit schweren Komplikationen auftreten können.

Da der Wärmeverlust die mit weitem Abstand erheblichste Körperbelastung beim Tauchen darstellt, können auch Tauchgänge in tropischen Gewässern zu einer Unterkühlung führen, wenn nicht berücksichtigt wird, daß beim Aufsuchen von Tiefen jenseits der 30 m Temperaturunterschiede von mehr als 10 Grad zur Oberflächentemperatur, bedingt durch Sprungschichten, anzutreffen sind.

Der menschliche Organismus kann hinsichtlich der Wärmeverteilung in 2 Zonen eingeteilt werden: Die Schalenzonen umfaßt die Extremitäten einschließlich der Skelettmuskulatur und die Haut. Die Kernzone beinhaltet die lebenswichtigen, viel Wärme produzierenden und kälteempfindlichen inneren Organe einschließlich Hirn.

Von der Kernzone werden etwa 70% der Körperwärme produziert und über ein Temperaturgefälle laufend an die Schalenzone abgegeben. Ein umgekehrtes Verhältnis tritt bei Unterkühlung ein: Durch Muskelzittern wird die Stoffwechselrate der Schalenzone erhöht und ihre Wärmeproduktion steigt bis auf 70% der Gesamtwärmeproduktion an. Dies bewirkt einen erhöhten Glykogenbedarf und -verbrauch, gesteigerte Sauerstoffaufnahme mit Steigerung des Atemminutenvolumens bis hin zur Hyperventilation und einen verstärkten Anfall von CO_2. Diesen Vorgang kennen wir bei gesteigerter körperlicher Aktivität, wobei dort die anfallende Wärme über gesteigerte Schweißproduktion an die Umwelt abgegeben wird, während bei Unterkühlung die gesteigerte Wärmeproduktion allein deswegen erfolgt, um die Kerntemperatur konstant zu halten. Dies ist jedoch nur begrenzt möglich und hat fatale Folgen, weil ein Großteil der Wärme an das umgebende Wasser verloren geht. Bei dem durch Konvektion im Wasser sehr hohen Wärmeverlust treten je nach Wassertemperatur, Strömung, Dauer der Kälteexposition und Stärke der Fettschicht des Tauchers folgende Stadien der Unterkühlung ein:

– Primär kommt es zu einer Vasokonstriktion der Hautgefäße und Verminderung der peripheren Durchblutung, um die Kerntemperatur auf 37 °C zu halten.

– Sodann setzt ein verstärktes Muskelzittern ein, der Grundumsatz wird bis zum 4fachen erhöht. Dies bewirkt eine Kreislaufbelastung wie bei schwerster körperlicher Arbeit mit Eingehen einer Sauerstoffschuld. Die Kerntemperatur sinkt auf Werte bis 34 °C, wobei vermehrt abgekühltes Blut aus der Peripherie in die Kernzone gelangt. Es besteht eine Hyperreflexie mit psychischer Erregung und erhöhtem Schmerzgefühl in den Extremitäten, die Bewußtseinslage ist jedoch noch normal.

– Durch den bald nicht mehr deckbaren Sauerstoffbedarf und Aufbrauchen der Glykogenreserven kommt es nun zu einer raschen Einschränkung der körperlichen und geistigen Handlungsfähigkeit. Das Muskelzittern wird eingestellt, es besteht eine Hyporeflexie, die Atmung ist erschwert, die Pulsfrequenz sinkt unter 40/min, der Blutdruck fällt ebenfalls ab. Die ansonsten sehr empfindlichen Kälterezeptoren im Bereich des Nackens geben nur noch ungenügende Impulse an das im Hypothalamus gelegene Atemzentrum; das Atemzentrum erfährt eine zusätzliche direkte Schädigung durch lange Kälteexposition. Die Kerntemperatur bewegt sich jetzt zwischen 34 und 27 °C. In diesem Zustand besteht höchste Gefahr des Ertrinkungstodes.

– Sinkt die Kerntemperatur noch weiter ab, so tritt eine vollständige Lähmung ein, bei der kurzfristig im Bereich zwischen 27 – 23 °C noch eine Vita minima besteht; es ist der Zustand des Scheintodes eingetreten. Im Gesicht tritt eine eigenartige, maskenhafte Starre auf, Pupillen- und Kornealreflex sind nicht mehr auslösbar. Während in dieser Phase noch eine geringe Chance der Wiederbelebung besteht – wenn auch häufig erst nach stundenlangen Bemühungen und mit erheblichen bleibenden Defekten, hauptsächlich des ZNS –, ist jeder Wiederbelebungsversuch bei einer Kerntemperatur von unter 22 °C aussichtslos, der Tod tritt einerseits durch Glykogenmangel und damit Herzversagen ein, andererseits wird die Erregungsbildung im Kreislauf- und Atemzentrum im Bereich der Medulla oblongata eingestellt.

Zwei Faktoren begünstigen eine schnelle Unterkühlung:

– Der Genuß von Alkohol vor dem Tauchen oder Schwimmen in kaltem Wasser führt zu einer partiellen Lähmung der Hautgefäße, damit erfolgt eine Weitstellung und schon anfänglich eine gesteigerte Wärmeabgabe an die Umgebung. Außerdem wird durch verminderte Ansprechbarkeit der Kälterezeptoren das Gefühl der Kälte weitgehend ausgeschaltet. Bei der Therapie der Unterkühlung darf ebenfalls keinesfalls Alkohol oral zugeführt werden, da es sonst zu einem vorzeitigen Öffnen der kalten Peripherie kommen kann.

– Der zweite begünstigende Faktor tritt häufig bei Seenotfällen auf. Durch rasche Schwimmbewegungen, mangelhafte Bekleidung oder Ausziehen von Kleidung im Wasser tritt ebenfalls ein erheblicher Wärmeverlust ein. In solchen Fällen wird daher empfohlen, sämtliche Kleidungsstücke anzubehalten und Bewegungen im Wasser auf ein Mindestmaß zu reduzieren.

Je nach Schweregrad der Unterkühlung wird die Therapie von einfachen Maßnahmen bis hin zur Intensivbehandlung abgestuft werden müssen.

In leichten Fällen genügt es, den Körper abzutrocknen, warme, zuckerhaltige Getränke zu verabreichen und ggf. ein warmes Bad bis maximal 35 °C zu verordnen. Wichtig ist das Anlagen von trockener Kleidung, wobei mehrere dünne übereinandergetragene Kleidungsstücke eine bessere Isolationswirkung haben als ein dickes Kleidungsstück. Auch in diesen leichten Fällen soll der Unterkühlte liegend transportiert werden, keinesfalls soll er eine längere Strecke zu Fuß zurücklegen. Starkes Reiben der Haut muß unterbleiben, weil die thermisch vorgeschädigte Haut dadurch zusätzlich mechanisch geschädigt wird und das Risiko einer Fettembolie beträchtlich steigt.

Ist jedoch eine schwere Unterkühlung eingetreten, bei der die Rektaltemperatur unter 34 °C beträgt, dann wird heute folgendes Vorgehen empfohlen:
- Bei noch schwach erhaltenem Bewußtsein muß dieses durch Zureden und andere Maßnahmen unter allen Umständen erhalten werden. Keine passiven oder aktiven Bewegungsübungen.
- ein starker Erschöpfungszustand und Bewußtseinsverlust durch mangelnde Energiereserven wird durch Infusionen mit angewärmter, hochkonzentrierter Glucoselösung bekämpft. Kreislaufaktive Medikamente sind nur im Stadium des Scheintodes indiziert.
- Frühzeitig hochdosierte Sauerstoffzufuhr, um die Sauerstoffschuld auszugleichen und den erhöhten Bedarf zu decken. Evtl. ist die Gabe von Natriumbicarbonat günstig.
- Entscheidende Grundlage der Behandlung ist die Wiedererwärmung im Bad. Dabei soll die Temperatur von anfänglich 30 °C langsam ansteigend auf 40 °C gesteigert werden. Arme und Beine dürfen dabei nicht in das Bad miteinbezogen werden, da es sonst durch eine reaktive Blutgefäßerweiterung zu einem plötzlichen Einstrom von kaltem Blut in den noch etwas wärmeren Kern kommt und akute Gefahr des Herztodes durch Kammerflimmern besteht.

Man nimmt heute an, daß durch diesen als „afterdrop" bezeichneten Mechanismus viele unerklärliche plötzliche Todesfälle nach zunächst erfolgreicher Berg- oder Seenotrettung erfolgt sind, wobei die Geretteten bei noch erhaltenem Bewußtsein kurz nach Beginn der Aufwärmphase an akutem Herzversagen starben.

Zwei weitere Gefahren birgt die rasche Wiedererwärmung: eine erhöhte Anfälligkeit der Extremitäten für Verbrennungen, selbst bei diesen verhältnismäßig niederen Temperaturen, und das Auftreten eines Hirnödems durch komplexe Stoffwechselentgleisungen.

Um diese möglichen Gefahren zu reduzieren, werden 2 weitere Therapiemöglichkeiten vorgeschlagen: Die „central body rewarming method" durch Einatmen befeuchteter und erwärmter Luft. Hier scheint die Gefahr des „afterdrop" deutlich verringert zu sein, jedoch ist die zentrale Erwärmung wesentlich geringer als bei der vorgenannten Methode.

Mit der Wärmepackung nach Hibler wird dem Kern Wärme durch Auflegen von Wärmepackungen oder Warmwasserflaschen um den Brustraum herum zugeführt. Zusätzlich unterstützt wird diese Maßnahme durch Umwicklung des Brustkorbes mit Decken oder Alufolie. Grundsätzlich ist bei stark Unterkühlten darauf zu achten, daß die Raumtemperatur niedrig ist, maximal 18 – 20 °C. Auch nach Erreichen der Normothermie und völliger Beschwerdefreiheit ist eine weitere stationäre Beobachtung von mindestens 48 Stunden erforderlich, um der Gefahr eines verzögert auftretenden plötzlichen kardinalen Todes mittels Defibrillation begegnen zu können. Ebenso kann ein drohendes akutes Nierenversagen rechtzeitig erkannt werden.

Verletzungen und Vergiftungen

Die vielfältigen Begegnungen mit Meerestieren können beim Tauchen zu zwar insgesamt seltenen, in Sonderfällen jedoch tödlichen Verletzungen und Vergiftungen führen. Alle möglichen Gefahrenquellen hier aufzuführen, würden den Rahmen dieses Buches sprengen, daher soll nur auf häufige oder lebensbedrohliche Verletzungsmöglichkeiten eingegangen werden.

Giftfischverletzungen

Sie gehören zu den seltenen, jedoch schmerzhaftesten und gefährlichsten Verletzungen, die der Taucher oder Schwimmer erleiden kann.

Die gefährlichste und nicht selten tödlich endende Verletzung wird durch die Gattung der *Steinfische* aus der Familie der Drachenköpfe hervorgerufen. Hauptverbreitungsgebiet der Steinfische ist der indopazifische Raum, im Mittelmeer ist er unbekannt. Die Lebensweise ist weitgehend unerforscht; er liegt bewegungslos am Boden und ist so hervorragend an seine felsige Umgebung angepaßt, daß er auch auf Entfernungen von unter 50 cm oft nur wahrgenommen wird, wenn er in Drohhaltung seine 13 Rückenstacheln aufrichtet oder beim Fang einer Beute blitzartig sein Maul aufreißt. Er wird selten größer als 30 cm und lebt vorwiegend im Flachwasser auf felsigem Grund. Die Giftmenge, die sich in jedem Stachel nachweisen läßt, genügt, um einen erwachsenen Menschen zu töten. Über die Zusammensetzung des Giftes ist wenig bekannt, man weiß lediglich, daß es sich um eine komplexe Proteinverbindung handelt. In Australien wurde ein Gegengift entwickelt, das wirksam sein soll, solange sich noch Giftspuren im Organismus nachweisen lassen. Es muß im Kühlschrank gelagert werden und verliert unter Wärmeeinwirkung rasch seine Aktivität, kann also in den Tropen nur als begrenzt wirkungsvoll angesehen werden.

Bei einer Verletzung kommt es an der betroffenen Stelle zu einem schlagartig einsetzenden, extremen Schmerz, der so stark ist, daß der Verletzte Suizid begehen kann, falls er nicht vorher das Bewußtsein verliert. Der Schmerz kann bis zu 12 Stunden unvermindert anhalten und läßt sich durch Injektion von Scandicain und die Wunde einigermaßen lindern. Morphin und ähnliche Schmerzmittel sind unwirksam.

Verbunden mit der extremen Schmerzwirkung ist ein geradezu gigantisches Anschwellen der betroffenen Körperpartie mit rasch auftretender Lähmung. Da das Gift neurotoxisch und hämolytisch wirkt, kommt es rasch zu Übelkeit, Erbrechen, Dyspnoe, Blutdruckabfall und Herzstillstand. Wird die Verletzung überlebt (in ca. 70% der Fälle), dann bildet sich an der Verletzungsstelle ein großer, nekrotischer Gewebsdefekt mit nachfolgender Sekundärinfektion. Die Wundheilung ist selten vor Ablauf eines Jahres abgeschlossen, und häufig ist die Amputation einer verletzten Gliedmaße nach einigen Wochen erforderlich.

Von nicht ganz so starker Wirkung ist das Gift des *Rotfeuerfisches*, der im Gegensatz zum Steinfisch aufgrund seines bizarren Aussehens und leuchtenden Farben leicht zu erkennen ist. Auch er gehört in die genannte Familie und kommt ausschließlich als träger Bewohner des Korallenriffs im tropischen Meer vor. Während der Steinfisch niemals angreift, wird vom Rotfeuerfisch berichtet, daß er bei Bedrohung ein aktives Angriffsverhalten zeigt und seine 18 Giftstacheln wie einen Fächer spreizt.

Die Giftwirkung ist ähnlich der des Steinfisches, Todesfälle sind jedoch bisher bei Verletzungen nicht bekannt geworden. Hier hat sich bei Verletzungen ebenfalls die Injektion von Scandicain als schmerzlindernd erwiesen; das Steinfischserum soll auch gegen Rotfeuerfischverletzungen wirksam sein, außerdem wird über erfolgreiche Therapie mit Kobraserum berichtet.

Im Gegensatz zu Stein- und Rotfeuerfisch kommt der *Drachenkopf* als weiterer Vertreter dieser Familie auch an den Stränden des Mittelmeeres vor. Er ist ebenso wie der Steinfisch hervorragend an seine Umgebung angepaßt und liegt meist regungslos im Flachwasser auf felsigem Grund. Die Verletzung durch eine der 12 Giftstacheln, deren Giftzusammensetzung ebenfalls noch nicht geklärt ist, führt zu ähnlichen, jedoch deutlich schwächeren Symptomen; schmerzhafte Folgen und Substanzdefekte können jedoch noch monatelang peristieren.

Wesentliches Therapieprinzip bei allen drei genannten Giftfischverletzungen ist die Eiweißdenaturierung durch Einwirkung von Wärme, wobei am besten ansteigende Überwärmung (heiße Tücher) der betroffenen Körperstelle auf maximal 60 °C bei mindestens 10minütiger Einwirkung zur Inaktivierung des Giftes führt. Begleitend ist eine Schocktherapie mit hohen Decadronphosphatdosen oft unerläßlich.

Von den *Rochen* sind es im wesentlichen 2 Arten, die dem Menschen Verletzungen zufügen und auch im Mittelmeer heimisch sind.

Der *Stachelrochen*, der eine beträchtliche Größe erreichen kann, trägt an der Wurzel seines Schwanzes einen Giftstachel. Mittels einer peitschenartigen Bewegung des Schwanzes wird das ebenfalls hitzelabile Gift in den Körper des unachtsamen Schwimmers injiziert, gleichzeitig kann eine beträchtliche mechanische Verletzung gesetzt werden.

Mit die häufigsten Verletzungen werden jedoch durch den *Stechrochen* verursacht, der im Flachwasser eingegraben dem Auge des Tauchers häufig entgeht. Meist weisen nur die punktförmigen, etwas über den Sandgrund erhabenen Augen und eine schwache Sandsilhouette auf das bis zu mehreren Metern große Tier hin. Bei einem unachtsamen Tritt auf den Fisch sticht er, oft mehrfach kurz hintereinander, mit großer Wucht zu und erzeugt so gravierende Weichteilverletzungen. Mittels des injizierten Giftes kommt es zu einer schweren Kreislaufbelastung durch anfängliche Gefäßerweiterung, der bald ein generalisierter Gefäßspasmus folgt. Am Herzen kann es zu einer Dilatation kommen, die ein akutes Herzversagen zur Folge hat. Infolge der neurotoxischen Wirkung kommt es an der Verletzungsstelle zu unerträglichen, bis zu 48 Stunden anhaltenden Schmerzen, verbunden mit ödematöser Schwellung und Lähmung der betroffenen Gliedmaße. Systemisch äußert sich die Giftwirkung in Erbrechen, Fieber, Muskelspasmen und schmerzhaft eingeschränkter Atmung. Die Schwellung der betroffenen Körperpartie geht erst nach 2 – 3 Wochen allmählich zurück, an der Eintrittsstelle bildet sich eine lokale Gewebsnekrose aus, die oft erst nach Monaten abheilt.

Da nicht bei allen Verletzungen durch Rochen Gift in den Körper gelangt und im Vordergrund oft die mechanische Verletzung steht, ist eine schnelle und sorgfältige chirurgische Versorgung anzustreben. Je nach Schwere der Verletzung müssen Maßnahmen der Schockbekämpfung ergriffen sowie eine großzügige Schmerztherapie durchgeführt werden. Die Anwendung von Morphin ist sinnvoll, lokale Umspritzung mit einem Lokalanästhetikum erzielt günstige Wirkungen. Auch hier hat sich die lokale Überwärmung bis 60 °C, sofern sie aufgrund der Verletzung möglich ist, zur Giftelimination als vorteilhaft erwiesen.

Zur Gattung der Queisen gehören die auch im Mittelmeer zahlreich vorkommenden *Petermännchen*. Es sind kleine, kaum mehr als 10 cm lange, am Sandboden im Flachwasser liegende Giftfische, deren 7 Giftstacheln am Rücken bei Bedrohung aufgerichtet werden. Sie sind recht angriffslustig und können auch in unmittelbarer Ufernähe einen ins Wasser watenden Menschen verletzen. Selbst totgeglaubte Petermännchen richten bei Berührung noch manchmal ihre Stacheln auf. Symptome und Therapie gleichen denen bei Drachenkopfverletzungen, wobei über einen längeren Zeitraum von einigen Monaten EKG-Kontrollen angezeigt sind, da gelegentlich als Spätfolge Herzrhythmusstörungen auftreten können.

Vergiftungen durch Schnecken und Kopffüßler

Unter den *Meeresschnecken* gibt es einige Arten, die giftig sind. Diese oft sehr form- und farbschönen Tiere werden dem Menschen dann gefährlich, wenn sie aufgesammelt werden. Insbesondere die Kegelschnecken (Conidae) der tropischen Meere haben an ihrer Raspelzunge (Radula) widerhakenbesetzte Hohlzähne, die mit Giftdrüsen in Verbindung stehen. Die Radula wird beim Beutefang, aber auch in Gefahr harpunenartig hervorgeschleudert. Das übertragene Gift gehört z.B. bei Conus textile zu den stärksten bekannten Tiergiften und führt in den meisten Fällen zu Kreislaufzusammenbruch und Atemstillstand.

Einige tropische *Kopffüßler* (Calamare, Tintenfische) haben in ihrer Mundöffnung Giftdrüsen, die beim Beutefang Lähmungen verursachen. Dabei gibt es in Australien Arten, deren toxische Substanz (Maculotoxin) für den Menschen häufig tödlich ist. Es ist ein Neurotoxin, das curareartig wirkt, Antidote sind daher auch wie bei Curarevergiftungen einzusetzen. Ansonsten sind die üblichen Maßnahmen der Herz-Lungen-Wiederbelebung zu ergreifen.

Ciguateravergiftungen

In letzter Zeit häufen sich Berichte von Vergiftungen nach dem Verzehr von eßbaren Schalentieren und Fischen. Das Ciguateratoxin wird über Algen im Meerestierorganismus angereichert und gelangt beim Verzehr der (auch gekochten!) Tiere in den menschlichen Organismus. Speisefische wie Haie, Makrelen, Barrakudas oder Zackenbarsche dürfen daher in den Tropen nicht mehr unbedenklich in größerer Menge gegessen werden. Die Symptome sind, je früher sie auftreten, umso schwerer: allgemeine Schwäche, Übelkeit, Sensibilitätsstörungen im Mundbereich, Diarrhö und eine schwere Allgemeinsymptomatik bis hin zum möglichen Herz-Kreislauf-Versagen. Spezifische Maßnahmen gibt es nicht, die Therapie richtet sich nach den auftretenden Symptomen bzw. entspricht den Richtlinien der Schockbehandlung.

Ähnlich, aber noch stärker, sind die sog. Fugo-Speisefischvergiftungen, die vorwiegend in Japan auftreten. Es handelt sich um ein starkes Gift, das in der Leber und in den Eingeweiden von Igel-, Kugel- und Kofferfisch vorkommt. Bei unsachgemäß zubereiteten Fischen der genannten Gattung tritt meist der Tod ein, für Köche in Japan ist daher eine Spezialausbildung erforderlich.

Nesseltierverletzungen

Seeanemonen und Quallen gehören zur großen Familie der Nesseltiere und sind mit Nesselkapseln ausgestattet, die normalerweise zum Beutefang dienen. Bei Berührung, auch eines vermeintlich toten Exemplares, bleiben große Mengen dieser Nesselkapseln an der Haut haften, wobei eine Verschleppung in die Schleimhäute und Augen durch unachtsames Reiben besonders unangenehm ist. Zunächst entsteht an der Kontaktstelle ein stark brennendes Bläschen, das bald in eine Quaddel übergeht. Die Haut ist zunächst gerötet, blaßt dann ab und ist von einem rötlichen Saum umgeben. Später stellt sich starker Juckreiz ein; an der Kontaktstelle kann es zu Wundheilstörungen kommen. Es resultiert oft eine häßliche Narbenbildung, die besonders ausgeprägt ist bei Verletzungen durch tropische Nesseltiere; sie bewirken vielfach großflächige Verbrennungen. Allgemeinsymptome sind häufig; sie äußern sich in Fieber, Schüttelfrost, Inappetenz, Unruhe und Abgeschlagenheit. Bei Verletzungen durch bestimmte Quallen, z.B. die portugiesische Galeere, können auch lebensgefährliche Begleiterscheinungen auftreten, wobei Todesfälle innerhalb 3 – 8 Minuten beschrieben wurden.

Das Gift der Nesseltiere besteht aus mehreren, ebenfalls noch nicht endgültig identifizierten Eiweißkomponenten sowie biogenen Aminen, die für die starke Schmerzwirkung verantwortlich sind. Bemerkenswert in diesem Zusammenhang ist, daß bei einem Kontakt mit Nesseltieren keine Immunisierung, sondern eine Hypersensibilisierung auftreten kann und der nächste Kontakt stärkere Symptome hervorruft als der vorhergegangene.

Auch bei Nesseltierverletzungen gibt es keine spezifische Therapie; haftende Nesselzellen und Tentakel werden mechanisch entfernt, indem Alkohol, Salmiak, Sand oder Formalin aufgebracht und nach Antrocknung abgeschabt werden. Systemisch werden Calcium und ein Antihistaminikum eingesetzt: Brandwunden können mit calciumhaltigen Salben gut angegangen werden. Dabei tritt rasch eine deutliche Schmerzlinderung ein, und großflächige Quaddelbildungen unterbleiben meist.

Gefürchtet ist auch ein Kontakt mit der weit verbreiteten *Seewespe* und der *Feuerkoralle*. Durch ihre hohe Anzahl an Nesselzellen und der hohen Giftpotenz kommt es rasch zu schweren Allgemeinsymptomen. Lungenödem, Herzrythmusstörung und Kreislaufversagen können innerhalb weniger Minuten zum schweren Schockbild führen. Als Soforthilfe hat sich das Auftragen von Methylalkohol bewährt, dieser inaktiviert das Gift weitgehend. Ohne entsprechende Behandlung kann nach einer Verletzung der Tod eintreten; wird die Verletzung überlebt, verbleiben oft schwere, schlecht heilende und tiefe Gewebsnekrosen.

Bißverletzungen

Die weit verbreitete Angst vor Bißverletzungen durch Großfische wie *Haie* oder *Barrakudas* ist, außer in extrem versuchten Gewässern oder bei bewußter Gefahrenexposition, sicherlich nicht begründet, wobei

Schwimmer wesentlich stärker gefährdet sind als Taucher und in tropischen Meeren bei hohen Wassertemperaturen mit einem Angriff eher gerechnet werden muß als in kälteren Gewässern. Die Angriffshäufigkeit scheint in den Stunden der Dämmerung und nachts deutlich höher zu sein als untertags, in trübem Wasser und in der Nähe stark befahrener Seefahrtsstraßen besteht ebenfalls eine potentiell höhere Gefahr eines überraschenden Haiangriffes. Dieser kündigt sich meist an, indem der Hai seine Beute zunächst mehrfach in immer enger werdenden Kreisen umschwimmt, bevor er zum Angriff übergeht. Hastige Bewegungen und Blut, auch das eines mit der Harpune erlegten Fisches, steigern die Aggressivität, der Hai kürzt seine einkreisenden Bewegungen ab und geht direkt zum Angriff über. Verletzungen entstehen dabei nicht nur durch Bisse, meist in die Extremitäten, sondern auch durch die sehr rauhe Haut, die der ungeschützten Körperoberfläche großflächige Ablederungswunden zufügen kann. Letale Ausgänge erfolgen mehr durch Schock und großen Blutverlust als durch direkte Bißwirkung.

Nur eine geringe Anzahl der bekannten Haiarten sind dem Menschen gefährlich; am gefürchtetsten ist heute der weiße Hai, das größte bisher gefangene Exemplar maß 12 m. Aufgrund von Zahnfunden kann aber von der Existenz von Tieren bis zu 30 m Länge ausgegangen werden. Der weiße Hai ist ein Tiefseebewohner, kommt in seltenen Fällen aber auch in Küstennähe tropischer Gewässer vor und greift ohne Vorwarnung hemmungslos alles an, was sich bewegt. Selbst Bisse in Schiffsschrauben sind schon berichtet worden.

Zu den anderen dem Menschen gefährlichen Arten zählen weitere Vertreter der Makrelenhaie, der Mako- und der atlantische Heringshai; außerdem die als Menschenhaie klassifizierten Blau- und Tigerhaie sowie der Hammer- und Weißspitzenhai. Bei einigen weiteren Arten ist die Gefährdung für den Menschen zumindest nicht auszuschließen.

Der Taucher besitzt gegenüber dem Schwimmer mehrere Vorteile: Unter Wasser bietet sich eine Rundumsicht, die mögliche Gefahr wird also früher erkannt; Schwimmbewegungen an der Oberfläche, die dem Hai eine mögliche Beute signalisieren, finden nicht statt; und schließlich respektieren die meisten Haie den Taucher als großen, potentiellen Gegner unter Wasser.

Wirksame Abwehrmaßnahmen gegen Haiangriffe sind auch heute noch nicht bekannt, manche Haie lassen sich durch einen unter Wasser ausgestoßenen Schrei vertreiben, auch das furchtlose Anschwimmen eines Hais – und das ist beileibe nicht jedermanns Sache – war erfolgreich. Schließlich wurde von Hans Hass ein Haistock verwendet, dessen Gebrauch jedoch entsprechende Erfahrung und Kaltblütigkeit erfordert.

Die Angriffe von Barrakudas, tropischen Pfeilhechten bis bis zu 2 m Länge sind ebenso selten wie Haiangriffe, jedoch kündigen sie ihren Angriff niemals durch entsprechendes Verhalten an. Meist treten sie in größeren Schwärmen auf und behalten eine mögliche Beute immer im

Auge, ohne ihre Position wesentlich zu verändern. Ein Angriff erfolgt blitzartig und wird praktisch nie wiederholt. Sie erzeugen ausschließlich Bißwunden, während Haifische häufig Reißwunden hinterlassen.

Verletzungen durch *Muränenbiß* sind – im Gegensatz zu weitverbreiteter Meinung – selten und nur wenig giftig. Dem Mundschleim wird zwar eine geringe Giftwirkung zuerkannt; schwerere Entzündungen beruhen jedoch auf Proteinresten von vorher erbeuteten Nahrungstieren. Der Biß selbst ruft aufgrund seiner Tiefe stark blutende und schmerzhafte Verletzungen hervor, die sich sekundär infizieren können. Muränen greifen niemals aktiv an; wenn sie jedoch in ihrer Wohnhöhle durch einen unachtsamen Griff gestört werden, beißen sie zur Verteidigung zu. Im Gegensatz zum Biß ist das Blut der Muränen toxisch. Eine Eiweißkomponente wirkt hämolytisch, dies kann evtl. lebensbedrohliche Störungen hervorrufen: wenn Muränenblut in eine offene Wunde gelangt, kommt es zu Übelkeit, Brechreiz und Atemlähmung; auch periphere Lähmungen können auftreten. Todesfälle sind insgesamt sehr selten.

Bei einer Bißverletzung besteht die Therapie in symptomatischen Maßnahmen, die Wunde wird im Salzwasser ausgewaschen, anschließend desinfiziert, und es werden Schmerzmittel systematisch appliziert; die Gabe eines Breitbandantibiotikums zur Verhinderung von Sekundärinfektionen ist erforderlich.

Bei Genuß von Muränenfleisch, das im übrigen recht schmackhaft ist, muß darauf geachtet werden, daß das Fleisch völlig durchgekocht wird.

Seeigelstiche

Fast jeder, der im Meer badet, hat schon einmal unangenehme Bekanntschaft mit Seeigeln gemacht. Die Stacheln sind sehr spröde, bohren sich leicht in die Haut und brechen sofort ab. Im günstigsten Fall tritt das abgebrochene Ende bei Straffung der Haut zwischen zwei Fingern knapp über das Hautniveau und läßt sich mit einer Nadel oder Splitterpinzette entfernen. Ist dies nicht der Fall, muß die Haut an der betreffenden Stelle leicht angeritzt werden, um den Stachel dann mit der Pinzette fassen zu können. Dies ist oft eine langwierige Prozedur, vor allem, weil die Stacheln bei Extraktionsversuchen wiederum brechen können. Zur leichteren Entfernung hat es sich als günstig erwiesen, die betroffene Stelle mit Öl aufzuweichen; ein unter Fischern weit verbreitetes und wirkungsvolles Hausmittel stellt das kurzfristige Eintauchen in Urin dar. Grundsätzlich gilt, daß Stacheln um so leichter zu entfernen sind, je früher dies geschieht. Ist die Verletzung bereits einige Tage alt, sind Extraktionsversuche meist zwecklos, da die Stacheln dann bereits Auflösungserscheinungen zeigen und entweder im Laufe der Zeit völlig aufgelöst werden oder aber herauseitern.

Seegurkenverletzungen und -vergiftungen

Diese warzig strukturierten, unansehnlichen Tiere kommen in allen Meeren in großer Zahl vor. Bei Berührung haftet der leicht giftige Oberflächenschleim sofort auf der Haut und führt zu leichtem Brennen, in offenen Wunden jedoch zu heftigen Schmerzen. Eine ähnliche Wirkung wird durch die inneren Organe dieser Tiere hervorgerufen; diese Organe werden bei stärkerer Berührung durch rhythmische Kontraktionen über das Darmrohr ausgestoßen und bleiben ebenfalls stark auf der Haut haften. Durch unachtsame Reibebewegungen in die Bindehaut gebracht, können sie dort, ebenso wie in der Mundschleimhaut, starke entzündliche Reaktionen hervorrufen.

Im asiatischen Raum gelten Seegurken als Delikatesse, unsachgemäß zubereitet kann der Genuß in seltenen Fällen lebensgefährlich sein. Das Gift dieser Holothurien besteht aus saponinähnlichen Glykosiden, welche Membranen zerstören können. Dadurch kann es zu einer Zerstörung der Erythrozytenmembran kommen, irreversible periphere Nervenläsionen sind nachgewiesen worden.

Risse an Korallen

Eine Verletzung wird nur in tropischen Gewässern zu erwarten sein; die dort in reicher Zahl vorhandenen, oft bis zu einem halben Meter hohen Hartkorallenstöcke können dem Taucher großflächige Abschürfverletzungen zufügen. Die Heilungstendenz ist schlecht, es reslutieren oft langanhaltende Wundheilstörungen mit bakterieller Sekundärinfektion. Die verletzte Körperpartie soll sofort mit Süßwasser ausgespült, desinfiziert und steril verbunden werden. Bei größeren Wundflächen ist es ratsam, einige Tage nicht im Meerwasser zu baden, in seltenen Fällen ist auch die systemische Anwendung eines Antibiotikums angezeigt.

Läsionen durch Wasserkontakt

Durch häufigen Kontakt mit Salz- oder Chlorwasser kommt es des öfteren zu Reizerscheinungen an der Körperoberfläche, wobei durchaus bereits einige Tage intensiver Wassersporturlaub genügen, um die nachfolgenden Krankheitsbilder auszulösen. Begünstigend kann das Tragen eines Tauchanzuges mitwirken.

Hautschäden

Ähnlich dem Dusch- und Waschfrauenekzem kommt es bei häufigem Wasseraufenthalt zu einem Verlust des Säureschutzmantels der Haut.

Sie erscheint anfangs meist gerötet, und es treten papulovesikuläre Effloreszenzen auf. Die Knötchen verwandeln sich später in Blasen, die aufplatzen und zunächst Krusten, dann Schuppen bilden. Bei Übergang in eine chronische Verlaufsform kommt es zu einer Verdickung des betroffenen Hautareals, das Hautrelief ist verstärkt gezeichnet. Stets ist das Ekzem von einem starken Juckreiz begleitet, durch Kratzen können zusätzliche sekundäre bakterielle Infekte auftreten.

Die Therapie besteht wie bei allen Erkrankungen des allergischen Formenkreises im Meiden des auslösenden Agens, ein Schwimm- und Tauchverbot wird zumindest für einige Tage unumgänglich sein. Bemerkenswert ist in diesem Zusammenhang, daß bereits das Tragen eines Tauchanzuges ein eigenständiges allergisches Ekzem auslösen kann.

Die medikamentöse Therapie ist symptomatisch, nässende Formen werden mit feuchten Auflagen aus 1- bis 2%iger Borwasser- oder Resorcinlösung behandelt; Salben sollen wegen der zusätzlichen Reizwirkung nicht angewendet werden. Trockene Effloreszenzen können günstig mit einer Verbindung aus Liantral und Zinkpaste angegangen werden, auch Salicylpasten sind zur Anwendung geeignet.

Als Allgemeinmaßnahme empfiehlt sich gelegentlich die Anwendung von Sedativa und Antihistaminika wie Atosil, Truxal o.ä. Da diese Medikamente das Reaktionsvermögen beeinträchtigen, ist während ihrer Anwendungszeit ein absolutes Tauchverbot auszusprechen.

Eine andere, wesentlich häufigere Hauterkrankung, für die Taucher geradezu prädestiniert sind, ist der Fußpilz. Sein Auftreten wird neben anderen bekannten Faktoren durch das Tragen von Tauchfüßlingen begünstigt. Hier herrscht ein ideales Milieu für das Gedeihen des Erregers. Die Therapie ist bekannt, dem Taucher ist eine regelmäßige Desinfektion der Tauchfüßlinge zu empfehlen.

Reizungen im äußeren Gehörgang

Schwimmer, noch mehr aber Taucher, sind besonders häufig von bakteriellen oder mykotischen Infekten des äußeren Gehörs betroffen. Begünstigt wird das Auftreten eines Infekts durch im Gehörgang verbliebenes Wasser, Schmutzreste, eingetrocknetes Zerumen oder häufiges Reinigen mit Wattestäbchen. Die Kombination von Wärme und Feuchtigkeit schafft ein ideales Klima für das Angehen einer Entzündung, die bei Tauchern meist mykotischer Genese ist. Die Erkrankung ist lästig, schmerzhaft und oft lang anhaltend.

Die Therapie besteht ebenfalls zunächst in einem Tauchverbot. Außerdem wird lokal ein Breitbandantimykotikum eingebracht, bei stärkeren Schmerzen ist die Gabe eines Schmerzmittels erforderlich.

Taucher, die zu rezidivierenden Gehörgangsentzündungen neigen können als Prophylaxe vor jedem Tauchgang einige Tropfen Paraffinöl oder Glycerin einbringen; damit wird die Entzündungshäufigkeit deutlich gemindert. Vorbeugend kann auch das Einbringen von einigen Tropfen einer Mischung aus 2,5%igem Eisessig mit reinem Alkohol wirken.

Nach dem Tauchgang sollte immer eine sanfte Spülung mit handwarmen Süßwasser mittels einer Spritze erfolgen. Keine mechanische Reinigung (allenfalls vorsichtiges Austupfen!) des Gehörganges. Es muß dringend vor dem Ausputzen des Gehörganges mit Wattestäbchen gewarnt werden!

Als wirksame Prophylaxe hat sich, auch in tropischen Gewässern, vor und nach dem Tauchen das Tragen eines Stirnbandes mit Ohrenschutz bewährt.

Durch häufige Kaltwassereinwirkung kommt es bei vielen Tauchern, die unsere heimischen und damit kälteren Gewässer bevorzugen, zur Ausbildung von Exostosen, die knapp vor dem Trommelfell sitzen und meist beidseitig auftreten. Sie wachsen häufig von mehreren Seiten zur Mitte des Gehörganges und können ihn bis auf einen schmalen Spalt verschließen. Legt sich dann zusätzlich ein Zerumenpfropf vor diesen Spalt, so resultiert ein kompletter Gehörgangsverschluß, der, neben einer Schwerhörigkeit, unter Wasser dieselben Folgen hat wie die Verwendung von Ohrenstöpseln, auf die noch eingegangen wird.

Die Therapie der Exostosen ist chirurgisch, die Langzeitergebnisse sind oft unbefriedigend, da Rezidive häufig sind. Letztlich kann daraus ein dauerndes Tauchverbot resultieren.

Barotraumen

Unter diesem Begriff werden alle durch rein mechanische Druckänderungen hervorgerufenen Verletzungen des Organismus zusammengefaßt. Da die Barotraumen der äußeren Körperoberfläche zu den häufigsten Schädigungen beim Tauchen zählen, werden sie in einem eigenen Kapitel abgehandelt, obwohl noch andere Barotraumen, wie der Lungenüberdruck, hier einzuordnen wären.

Der menschliche Organismus ist dem normalen Umgebungsdruck von 1 bar perfekt angepaßt, man halte sich jedoch vor Augen, daß durch den gewöhnlichen Luftdruck von 1 kp/cm^2 auf der Körperoberfläche eines Erwachsenen von 80 kg und 180 cm Größe das Gewicht von etwa 20 000 kp lastet. Nur durch die Tatsache, daß alle Körpergewebe physikalisch mit diesem Druck gasgesättigt sind und in den luftgefüllten Hohlräumen gleicher Druck wie in der Umgebung herrscht, ist ein ungestörter Ablauf der Lebensfunktionen möglich.

Tauchen und Fliegen sind hinsichtlich auftretender Druckänderungen ähnlich, jedoch sind die Dimensionen der Druckänderung völlig verschieden. Bei einer Fahrt mit der Seilbahn auf die 3000 m hohe Zugspitze nimmt der Luftdruck um ca. 0,2 bar ab, dies entspricht im umgekehrten Fall einer Druckbelastung von 2 m Tauchtiefe! Allein aus diesem Verhältnis erklärt sich die ungleich größere Anfälligkeit des Tauchers für Druckänderungen. Die häufigsten Barotraumen treten dabei am Trommelfell auf, weil es als membranöser Abschluß einer starren luftgefüllten Höhle nur in engen Grenzen elastisch ist.

Barotrauma des Trommelfells (Aerootitis)

Das Trommelfell steht einerseits über den äußeren Gehörgang mit der Außenwelt in Verbindung, andererseits kommuniziert es über die Gehörknöchelchen Hammer, Amboß und Steigbügel mit dem Mittel- und Innenohr. Über die Tuba Eustachii besteht eine sich regelmäßig öffnende Verbindung zum Nasen-Rachen-Raum, sie bewirkt die Pneumatisation der Paukenhöhle und schafft hier gleiche Druckverhältnisse wie im oberen Respirationstrakt.

Unmittelbar nach dem Abtauchen kommt es durch den zunehmenden Wasserdruck über den äußeren Gehörgang zu einer kontinuierlichen Drucksteigerung an der Außenseite des Trommelfells. Dieses wölbt sich geringfügig nach innen, komprimiert die Gehörknöchelchen, und es entsteht ein stetig zunehmender, stechender Schmerz. Dieser beginnt schon in etwa 2 m Tiefe, in 5 – 6 m Tauchtiefe kann die Druckdifferenz am Trommelfell so stark sein, daß die Elastizitätsgrenze überschritten wird und eine Perforation auftritt. Die Schmerzempfindung läßt dann meist schlagartig nach, denn durch die Perforationsstelle tritt Wasser ins Mittelohr ein und stellt an beiden Seiten des Trommelfells Druckgleichgewicht her.

Durch das eindringende, im Verhältnis zur Körpertemperatur immer wesentlich kältere Wasser, kommt es zu einer direkten kalorischen Reizung des Bogenapparates und des N. statoacusticus. Neben einem Nystagmus, verbunden mit Übelkeit und Brechreiz, tritt eine akute Störung des Orientierungsvermögens ein. Der Taucher verliert seine räumliche Beziehung und kann, speziell im trüben Wasser, den Rückweg zur Wasseroberfläche nicht mehr finden. Die einzige Hilfe besteht in diesen Fällen in der Beobachtung der ausgeatmeten Luftblasen, die den Weg zur Wasseroberfläche weisen. In seltenen Fällen kommt es nach Trommelfellperforation jedoch zu einem akuten Labyrinthschock (Vagusreiz), der Taucher verliert schlagartig das Bewußtsein und ertrinkt.

Um der Gefahr einer Trommelfellschädigung vorzubeugen, wird jeder Taucher bestrebt sein, die Druckverhältnisse am Trommelfell so zu gestalten, daß in jeder Tiefe Druckgleichgewicht an beiden Seiten des Trommelfells herrscht, der Luftdruck im Mittelohr also stetig dem zunehmenden Wasserdruck angepaßt wird.

Druckausgleich

Beim Aufsuchen geringerer Tiefen und langsamen Steigern der Tauchtiefe genügt es eventuell, durch Gähnen, Kaubewegungen und Schlucken Luft über die Eustachi-Röhre ins Mittelohr abfließen zu lassen, um so Druckgleichgewicht zu erzielen. Dabei öffnen sich die lippenartigen Wülste an der Einmündung der Tube in den Nasen-Rachen-Raum und ermöglichen die Pneumatisation (Abb. **12**).

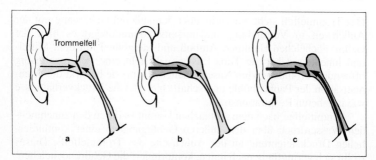

Abb. **12** Druckausgleich am Trommelfell.

Da dies nur sehr routinierten Tauchern gelingt, ist es in den meisten Fällen erforderlich, den Druckausgleich aktiv herzustellen. Dabei werden beide Nasenflügel von außen durch die Maskenmanschette hindurch mit Daumen und Zeigefinger komprimiert. Anschließend wird Luft aus dem oberen Respirationstrakt mit Überdruck in den Nasen-Rachen-Raum gepreßt. Der so erzeugte Überdruck gelangt über die Eustachi-Röhre an die Innenseite des Trommelfells und wölbt es in seine Ausgangslage zurück; dieses Vorgehen ist auch als Valsalva-Versuch bekannt. Ist der Druckausgleich gelungen, so stellt sich auf beiden Ohren ein leicht knackendes Geräusch ein.

Dieser Druckausgleich ist in regelmäßigen Abständen zu wiederholen, spätestens jedoch dann, wenn sich ein dumpfes Druckgefühl, verbunden mit leicht stechenden Schmerzen, einstellt. Innerhalb der ersten 10 m Tauchtiefe ist er am häufigsten erforderlich, da sich hier die relative Druckzunahme verdoppelt (von 1 auf 2 bar), während in größeren Tiefen, z.B. von 30 auf 40 m, nur noch eine relative Druckzunahme um ca. 20% stattfindet und daher der Druckausgleich nur selten erfolgen muß.

Grundsätzlich soll der erste Druckausgleich jedoch schon am Ufer vor Beginn des Tauchgangs erfolgen; gelingt er bereits hier nicht, dann liegt ein Verschluß der Eustachi-Röhre vor, fast immer verursacht durch eine Erkältung. Es kommt dabei zu einer Schleimhautschwellung der Tuben, und das Lumen wird mechanisch verschlossen.

Bei leichteren Erkältungen ist es möglich, daß der Druckausgleich an der Oberfläche gelingt, sich in einer geringen Tiefe von 2 – 3 m aber nicht mehr durchführen läßt. Auch hier ist eine verstärkte Schleimhautschwellung vorhanden, verbunden mit einem reflektorischen Verschluß der Lippenwülste am medialen Tubeneingang. Eine Belüftung der Paukenhöhle wird damit unmöglich gemacht oder gelingt nur partiell unter Einsatz stärkster Ausatemexkursionen. Es stellt sich daher ein Unterdruck im Mittelohr ein, der zunächst durch Retraktion des Trommelfells in geringem Maß ausgeglichen werden kann. Gleichzeitig kommt es zu einer erhöhten Sekretion und Blutungsneigung am Trommelfell und den pneumatisierten Strukturen, um den entstandenen Unterdruck auszugleichen. In seltenen Fällen gelingt es, noch einige Meter tiefer zu tauchen, bis die Schmerzen so stark werden, daß auch durch forcierten Druckausgleich kein Druckgleichgewicht mehr zu erzielen ist. Entweder beendet der Taucher seinen Tauchgang, oder es kommt zur Trommelfellruptur.

Unkomplizierte Risse heilen in 1 – 4 Wochen meist folgenlos aus, wobei randständige Defekte eine schlechtere Heilungstendenz zeigen und gelegentlich sogar eine plastische Deckung erforderlich werden kann. Voraussetzung ist, daß sich nicht ein sekundärer Infekt hinzugesellt; dies ist bei Tauchgängen in verschmutzten Gewässern nicht selten. Bis zur völligen Ausheilung eines Trommelfellrisses besteht absolutes Tauch- und Schwimmverbot. Unterstützend werden abschwellende Nasentropfen verordnet, bei begleitenden bakteriellen Infektionen ist die Gabe eines Antibiotikums angezeigt. Der äußere Gehörgang soll durch einen Wattebausch abgedichtet werden, lokale Rotlichtanwendung fördert die Heilung.

Mechanische Reinigungen und Spülungen sind kontraindiziert, da es zur Keimverschleppung ins Mittelohr kommen kann, in seltenen Fällen gelangt auch verhornendes Plattenepithel in die Paukenhöhle und führt zur Ausbildung eines Cholesteatoms.

Nach Abschluß der Wundheilung muß eine sorgfältige Trommelfellspiegelung erfolgen, wobei der ausgebildeten Narbe besondere Aufmerksamkeit gewidmet werden muß. Der Patient führt einen Valsalva-Versuch durch, dabei wird die Beweglichkeit der Narbe beurteilt. Handelt es sich um eine hypertrophische Narbenbildung, und das ist meist der Fall, so liegt die Narbe weißlich glänzend im Niveau des sich vorwölbenden Trommelfells, und die Tauchtauglichkeit kann wieder attestiert werden. Ist es jedoch zu einer atrophischen Narbenbildung gekommen, so kommt es zu einer isolierten Vorwölbung der dünnen, leicht bläulich schimmernden Narbe über das Trommelfellniveau. Es besteht dann dauernde Tauchuntauglichkeit, da diese Schwachstelle für eine erneute Perforation prädestiniert ist.

Das Gesagte gilt natürlich auch bei der routinemäßigen Beurteilung des Trommelfells bei Tauchuntersuchungen, etwa nach früher durchgemachten Otitiden, Verletzungen und Parazentesen.

Die Trommelfellruptur ist die schwerste Folge eines nicht erfolgten Druckausgleichs; der Arzt sieht jedoch wesentlich häufiger die Vorstadien dieses Barotraumas, die durch ungenügenden oder nicht rechtzeitig erfolgten Druckausgleich in wechselnder Ausprägung auftreten. Dabei hat sich die nachfolgende Stadieneinteilung, modifiziert nach Teed, als praktikabel erwiesen (Abb. **13**):

Stadium 1: geringe Rötung und Schwellung entlang des Hammergriffs;
Stadium 2: stärkere diffuse Rötung mit Verstreichen der Konturen des Hammergriffs, das Trommelfell ist nach medial eingezogen;
Stadium 3: a) starke Injektion des gesamten Trommelfells oder
b) Auftreten einzelner Blasen, verbunden mit Hörverlust;
Stadium 4: Auftreten von sich abhebenden Blutblasen, beginnendes Hämatotympanon;
Stadium 5: Perforation, Trommelfell livide gefärbt.

Im Stadium 1 besteht noch Tauchtauglichkeit; beim Stadium 2, vor allem bei eingezogenem Trommelfell, ist sie nur noch bedingt gegeben

Barotraumen des Trommelfells 51

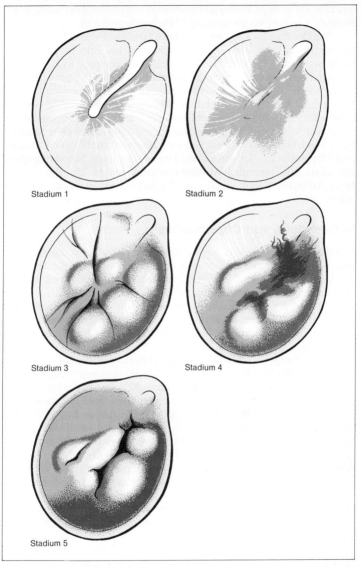

Abb. **13** Stadien der Trommelfellschäden nach Teed (modifiziert)

und muß auf geringe Tiefen und warmes Wasser beschränkt werden. Ab Stadium 3 besteht vorübergehende Tauchuntauglichkeit.

Vor der Anwendung von schleimhautabschwellenden Medikamenten zur Herstellung von Tauchtauglichkeiten bei Erkältung oder zur kurzfristigen Therapie eines Trommelfellbarotraumas muß gewarnt werden. Die vasokonstriktorische und abschwellende Wirkung ist meist kürzer als der Tauchgang. Es kommt dann nach einer gewissen Latenzzeit in der Tiefe zum Verschluß der Tuben; beim Auftauchen entsteht ein Überdruck in den Paukenhöhlen und es tritt ein entgegengerichtetes, wenn auch selten so schwerwiegendes Barotrauma auf; es kann dabei zu einer Eindellung des runden Fensters kommen, nachfolgend können sich Ohrgeräusche, Schwindel und länger anhaltende Schwerhörigkeit einstellen. Bei normalen Mittelohrverhältnissen ist ein Barotrauma beim Auftauchen sehr selten, die Druckverhältnisse regeln sich von selbst.

Verwendung von Ohrenstöpseln

Um die direkte Druckwirkung auf das Trommelfell zu verhindern und damit der Gefahr eines Barotraumas zu begegnen, wurde des öfteren der mechanische Verschluß des äußeren Gehörgangs mittels eines festsitzenden Ohrenstöpsels durchgeführt. Dieses Vorgehen ist für einen Schwimmer, der trotz eines katharrhalischen Infekts seinem Sport nachgehen möchte, durchaus angezeigt, da eine direkte Kälteeinwirkung auf das Trommelfell vermieden wird. Für den Taucher hätte dies jedoch fatale Folgen.

Der Ohrpfropf schließt zwar den äußeren Gehörgang gegen das umgebende Wasser ab, unterliegt jedoch direkt der umgebenden Druckwirkung. Zwischen Ohrpfropf und Trommelfell besteht ein kleiner luftgefüllter Hohlraum, der unter normalen atmosphärischen Druckbedingungen steht, jedoch wie alle Gase dem Gasgesetz von Boyle-Mariotte unterliegt. Durch zunehmenden Umgebungsdruck beim Tiefertauchen entsteht so ein relativer Unterdruck, dieser kann einerseits zu einem wechselnd starken Barotrauma des Trommelfells bis hin zur Perforation führen, andererseits entsteht auf den Ohrenstöpsel eine Sogwirkung, das Verschlußstück drückt sich wie ein Stempel auf das Trommelfell und kann nach innen perforieren. Der dabei entstehende Defekt ist so gravierend, daß eine spontane Heilung nicht möglich ist und eine aufwendige Trommelfellrekonstruktion erforderlich wird, die häufig mißlingt.

Eine ähnliche Wirkung wie ein Ohrenstöpsel hat ein großer, festsitzender Zerumenpfropf, der ebenfalls zu einem mechanischen Verschluß des äußeren Gehörgangs führen kann. In seltenen Fällen hat eine eng anliegende Kopfhaube des Tauchanzuges die gleichen Auswirkungen; manche Taucher bohren daher mit einem heißen Draht in Höhe der

Gehörgangsöffnung jeweils ein kleines Loch in die Haube, die meisten heben die Haube kurz nach dem Abtauchen seitlich ab, so daß Wasser in die Gehörgänge eindringen kann.

Barotrauma weiterer Nebenhöhlen

Von den mit dem Nasen-Rachen-Raum in Verbindung stehenden Nebenhöhlen werden am häufigsten die Stirnhöhlen und in etwas selteneren Fällen die Kieferhöhlen von einem Barotrauma betroffen. Der Ductus nasofrontalis und das Ostium maxillare können, da sie ebenfalls mit Schleimhaut ausgekleidet sind, durch eine Infekt ödematös verschlossen sein. Daneben können auch mechanische Stenosen wie Septumdeviation, Polypen oder Muschelhypertrophien zu einem Verschluß führen.

Stirn- und Kieferhöhlen sind, im Gegensatz zum Mittelohr mit seinem, wenn auch nur gering beweglichen Trommelfell, völlig starrwandig. Es kommt daher schon frühzeitig zu Schleimhautschwellung, Exsudation und Blutung, um einen beim Tiefertauchen auftretenden Unterdruck auszugleichen, wobei die ersten Symptome meist in Tiefen von 5 – 6 m auftreten.

Charakteristische Anzeichen für einen Unterdruck in den genannten Nebenhöhlen ist ein langsam zunehmender, diffuser Kopfschmerz, wobei als Initialsymptom häufig ein stechender Schmerz oberhalb der Nasenwurzel mit Ausstrahlung in eine Augenbraue angegeben wird. Wird trotz Auftretens dieser Symptome tiefer getaucht, so kommt es meist zu einer stärkeren Blutung in die betroffene Nebenhöhle, und die Schmerzempfindung läßt deutlich nach, sie kann sogar völlig verschwinden.

Beim Auftauchen dehnt sich durch den abnehmenden Wasserdruck die eingeschlossene Luft zunehmend aus, es entsteht nun durch die vorausgegangene Blutung und damit verbundene Hohlraumverkleinerung ein steigender Überdruck, der sich wiederum in Schmerzen über dem betroffenen Areal äußert. Das in die Höhle ausgetretene Blut wird – meist kurz vor Erreichen der Oberfläche – durch die vorher verschlossenen Verbindungsgänge unter Druck in den Nasen-Rachen-Raum gepreßt und erscheint im Maskenraum. Anschließend läßt der Schmerz nach, eine länger anhaltende Blutung aus der Nase ist nicht selten. Röntgenologisch läßt sich ein Nebenhöhlenbarotrauma durch eine diffuse Verschattung wie bei Sinusitis oder ein Hämatosinus nachweisen (Abb. **14**).

Die Therapie besteht in der Anwendung von schleimhautabschwellenden Präparaten, Rotlicht und testgerechter Gabe eines Antibiotikums; bei strenger Indikationsstellung und in der Hand des Geübten ist auch eine Spülung möglich, ggf. bringt eine Kieferhöhlen-

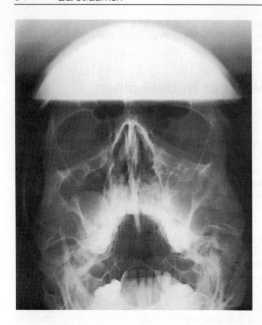

Abb. 14
20jähriger Mann. Massives Nebenhöhlenbarotrauma beidseits. Wintertauchgang, maximale Tauchtiefe 12 m; mehrmaliger Tiefenwechsel, bei dem der Druckausgleich nur unvollständig gelingt.

fensterung günstige Langzeitergebnisse. In schweren Fällen und bei kompliziertem Verlauf ist eine Radikaloperation erforderlich; die Schleimhaut wird entfernt und eine neue, weitere Verbindung geschaffen. Bei der Kiefernhöhlenradikaloperation sind die Ergebnisse günstig, bei der Stirnhöhlenradikaloperation schlechter, da entweder größere Defekte zurückbleiben oder versehentlich belassene Schleimhautareale Zysten bilden und so Rezidive bedingen.

Die beste Therapie ist in der Prophylaxe zu sehen: Obstruktive Nasenerkrankungen, die bei der Tauchuntersuchung nachgewiesen werden, müssen chirurgisch saniert werden. Bei akuten oder chronischen Erkrankungen der oberen Luftwege wie Otitis media, Grippeotitis oder Rhinitis muß eine völlige Ausheilung angestrebt werden, bevor die Tauchtauglichkeit wieder erteilt werden kann.

Ein gesondertes Krankheitsbild stellt die Baro- oder Aerosinusitis dar, die durch häufigen Tiefenwechsel (sog. Jo-Jo-Tauchgänge) auftreten kann. Schon ein leicht behinderter Druckausgleich in den Nebenhöhlen, der normalerweise automatisch mit dem Druckausgleich im Mittelohr erfolgt, kann dazu führen, daß es bei ständigem Wechsel der Tiefe zu Schwellung und Entzündung der Nebenhöhlen kommt. Dabei ist das Ostium anfänglich nicht oder nur teilweise verschlossen. Häufig werden dabei nach einigen Tiefenwechseln starke, stechende Schmerzen über dem betroffenen Hautareal angegeben, während nach Erreichen der Oberfläche der typische, dumpfe und peristierende Überdruckschmerz vorherrscht.

Es sollen daher während eines Tauchgangs häufige Tiefenwechsel vermieden werden; die Anwendung eines vasokonstriktorischen und antiexsudativen Präparates kann in diesen speziellen Fällen befürwortet werden.

Barotraumen des Innenohres

Neben der noch später zu erörternden Innenohrschädigung bei der Caissonkrankheit kann auch durch ein Barotrauma eine Schädigung verursacht werden.

Wenn bei verlegter Tube ein verstärkter Druckausgleich durchgeführt wird, kommt es zu einer Druckerhöhung im Liquor. Diese Druckerhöhung setzt sich auf die Perilymphe des Innenohres fort. Da im Innenohr aber durch den Tubenverschluß ein Unterdruck herrscht, kommt es zu einer hohen Druckbelastung des runden Fensters, es rupturiert in Richtung Mittelohr; Perilymphe gelangt dabei in das Mittelohr. Chronische Schäden des Innenohres sind in den letzten Jahren verstärkt nachgewiesen worden (A.A. Bühlmann). Dies wird auf mechanische Irritationen des Innenohres zurückgeführt, wobei die Kompression durch Druck eine Ischämie der Sinneszellen nach sich zieht. Schwerhörigkeit bei Berufstauchern ist daher als Berufskrankheit aufzufassen.

Chronische Schädigungen des Gleichgewichtsorganes, wie etwa beim Morbus Ménière, bedingen Tauchuntauglichkeit, da die Lageempfindung im Raum, also unter Wasser, völlig gestört ist.

Der akute Hörsturz kann bei Schnorcheltauchern auftreten, die in geringen Tiefen (zwischen 3 und 5 m) durch verstärkten Druckausgleich eine plötzliche Druckerhöhung im Mittelohr erzeugen. Dabei kann es zur Ruptur des ovalen Fensters und einer Entkopplung der Gehörknöchelchen kommen. HNO-fachärztliche Therapie und ggf. Sauerstoffüberdrucktherapie in einer Druckkammer (hyperbare Oxygenation, HBO) sind einzuleiten.

Barotraumen des Gesichts

Durch das Tragen einer Tauchermaske wird ein künstlicher, zusätzlicher luftgefüllter Hohlraum geschaffen, der ebenfalls dem Boyle-Mariotte-Gasgesetz unterliegt.

Im Bereich der Nasenspitze kommt es, bedingt durch den stark durchbluteten Gefäßplexus, vor allem bei Anfängern oder nach längerer Tauchpause schon durch geringe Druckunterschiede in der Maske leicht zum Einriß kleinster Gefäße. Ein daraus resultierendes Nasenbluten ist harmlos und bedarf im allgemeinen keiner Therapie.

Ein erheblich schwereres Barotrauma kann in dem von der Maske umschlossenen Gesichtsbereich auftreten, wenn nicht in regelmäßigen Abständen durch die Nase Luft in den Maskeninnenraum abgelassen wird. Damit muß der bei zunehmender Tauchtiefe immer stärker werdende Unterdruck ausgeglichen werden.

Bei geringen Tauchtiefen bis etwa 7 – 8 m ist dies meist nicht erforderlich, da die Maske durch die elastische Manschette ans Gesicht gedrückt wird und so eine Druckangleichung möglich ist. Werden jedoch größere Tiefen aufgesucht, dann kommt es, wenn keine Luft eingeblasen wird, zunächst zu einer ödematösen Schwellung, hauptsächlich im Bereich der Bindehäute. Anschließend treten petechiale Blutungen auf, die bald in flächenhafte Ergüsse übergehen. Schließlich treten Blutungen in den Skleren auf und im Extremfall kann eine leichte Protusio bulbi erfolgen, verbunden mit einer Zerrung des N. opticus, gelegentlich sogar ein retrobulbäres Hämatom. Dies kann eine zumindest vorübergehende Einschränkung der Sehleistung zur Folge haben.

Die genannte Komplikationen lassen sich einfach vermeiden, wenn anläßlich des Druckausgleichs immer etwas Luft durch die Nase in den Maskeninnenraum abgegeben wird. Dies setzt natürlich eine unbehinderte Nasenatmung voraus.

Aus diesem Grund ist auch die Anwendung von Nasenklemmen beim Tauchen kontraindiziert. Sie verhindern zwar das mögliche Eindringen von Wasser in die Nase und ermöglichen es, den Druckausgleich ohne Griff zur Nase durchzuführen, ein Ablassen von Luft in die Maske ist damit jedoch unmöglich. Ein zweiter Grund verbietet die Anwendung von Nasenklemmen: Während des Tauchens kommt es öfter vor, daß Wasser in das Maskeninnere eindringt. Dies ist kein Grund zum Auftauchen; der Taucher neigt seinen Kopf in den Nacken und bläst kräftig Luft durch die Nase in den Maskeninnenraum, das eingedrungene Wasser kann damit vollständig entfernt werden.

Barotrauma der Zähne

Auch dieses, zwar nicht häufige, jedoch sehr schmerzhafte Erkrankungsbild ist durch Druckwechsel hervorgerufen, wobei Symptome bei intakten und gesunden Zähnen nicht auftreten können.

Dentogene, durch Druckwechsel bedingte Beschwerden können bei folgenden Zahnerkrankungen auftreten:
– An vitalen Zähnen mit profunder Karies und gleichzeitig freiliegender Pulpa. Bei zunehmendem Umgebungsdruck kann über das offene Pulpakavum eine Reizung der Nervenfasern im Nervenkanal auftreten.
– Bei kariösen Zähnen ohne freiliegende Pulpa kann über die Dentinkanälchen eine Kompression im Pulpakavum bzw. im Wurzelkanal

auftreten und ebenfalls eine Reizung der Nervenfasern bewirken. Zusätzlich reagiert die gut mit Blut- und Lymphgefäßen versorgte Pulpa auf einen derartigen Reiz mit einer Hyperämie und nachfolgender weiterer Kompression der Nervenfasern.
- Vitale Zähne, die Füllungen mit mangelhaftem Randschluß aufweisen, unterliegen wegen des vorhandenen Zugangs zu den Dentinkanälchen ebenfalls einem Kompressionstrauma.
- Bei devitalen Zähnen ohne Wurzelfüllung und offenem Nervenkanal kommt es bei Druckzunahme zu einer schmerzhaften Reaktion des periapikalen Bereichs. Besteht zusätzlich eine chronische periapikale Ostitis, so ist eine Exazerbation möglich. Die dabei entstehende akute periapikale Ostitis kann sich bis zum eindrucksvollen Bild der Parulis entwickeln.
- Schließlich sind devitale, gangränöse Zähne mit nekrotischer Pulpa und geschlossenem Pulpakavum bei Besiedelung von gasbildenden Bakterien gefährdet. Hier kommt es, hauptsächlich bei der Dekompression während des Auftauchens, zu einer Erhöhung des Innendrucks. Dieser pflanzt sich auf den periapikalen Bereich fort und bewirkt das Auftreten eines pulsierenden, klopfenden Schmerzes. Bei diesem Trauma kann der Zahn sogar geringfügig aus der Alveole hervortreten. Das gleiche Erscheinungsbild kann auch bei Aufsuchen größerer Höhen (Bergsteigen, Fliegen) beobachtet werden.

Daher ist die Sanierung von beherdeten, kariösen oder mit schlechter Füllung versorgten Zähnen vor Erteilung der Tauchtauglichkeit anzustreben.

Barotrauma im Magen-Darm-Trakt

Die Lufteinschlüsse im Magen sowie die Gaseinschlüsse im Darm erfahren bei Druckänderung ebenfalls eine entsprechende Volumenänderung. Da diese Organe jedoch mit einer sehr dehnbaren und elastischen Wand ausgekleidet sind, treten Beschwerden selten auf. Wurden jedoch vor dem Tauchgang blähende Speisen oder Getränke aufgenommen und besteht ein mechanisches Hindernis, so kann es infolge der ständigen Gasentwicklung beim Auftauchen zu Völlegefühl und kolikartigen Schmerzen kommen, selbst Rupturen sind berichtet worden.

Meist entweichen die Gase per vias naturales, in schweren Fällen ist jedoch ein erneuter Abstieg oder sogar eine Druckkammerbehandlung erforderlich, um die Gasblasen unter Druck wieder zu rekomprimieren.

Barotrauma der Haut

Neben den geschilderten Erscheinungen im Gesichtsbereich bei mangelndem Druckausgleich in der Maske können auch andere Unterdruckschäden an der Haut auftreten, die jedoch ausschließlich bei Helmtauchern mit Trockentauchanzug eine Bedeutung haben.

Da beim Helmtauchgerät die Luftzufuhr von oben erfolgt, muß eine kontinuierliche Druckanpassung an den beim Abstieg steigenden Umgebungsdruck erfolgen. Gelingt dies kurzfristig nur unvollständig, entsteht im Anzug ein Unterdruck, und er wird an den Körper herangezogen. Hauptsächlich über den Gelenken, aber auch an Armen und Beinen treten streifenförmige Blutungen auf.

Kommt es jedoch zu einem plötzlichen Druckabfall, entweder durch eine Störung der Luftzufuhr, einen Defekt im Anzug oder durch einen plötzlichen, unkontrollierten Absturz (sog. Tauchersturz), so können die Folgen tödlich sein.

Durch den plötzlich auftretenden Unterdruck entsteht im Helm eine starke Sogwirkung, wobei Kopf, Hals und oberer Thoraxanteil in den Helm gesogen werden. Die angesaugten Körperpartien schwellen nach kurzer Zeit grotesk an, es kommt zur Ausbildung starker Hämatome, dem äußeren Blaukommen. Der Tod tritt nach kurzer Zeit ein; es steht nicht genügend Luft für die Einatmung zur Verfügung, und es bildet sich eine massive obere Einflußstauung aus (inneres Blaukommen). Durch massive Strömungsbehinderungen im Bereich von Lunge und Herz kommt es zum Kreislaufversagen.

Diese Gefahr ist vor allem beim Tauchersturz in geringen Tiefen vorhanden, weil z.B. bei einem unkontrollierten Absturz von der Wasseroberfläche auf 10 m ein doppelter Druck und damit eine Halbierung des eingeschlossenen Luftvolumens auftritt, während in größeren Tiefen, etwa von 40 auf 50 m, wegen der geringen Druckdifferenz nur geringfügige Hautschäden auftreten.

Der umgekehrte Fall, das sog. Schießen, tritt ein, wenn dem Helmtaucher zuviel Luft zugeführt wird. Er schießt dann unkontrolliert nach oben und kann einen Lungenriß oder eine Caissonkrankheit erleiden.

Unfälle beim Schnorcheltauchen

Während Barotraumen in der Mehrzahl beim Gerätetaucher auftreten, ist der an die Oberfläche gebundene Schnorcheltaucher, selbst wenn er die Wasseroberfläche nur kurz verläßt, einigen typischen Gefährdungen ausgesetzt, die dem Arzt als Ersthelfer bekannt sein müssen.

Ertrinken nach Hyperventilation

Wie bekannt, stellt der CO_2-Spiegel im Blut den wirksamsten Atemreiz dar, die Verminderung des O_2-Gehaltes spielt demgegenüber nur eine untergeordnete Rolle.

Psychisch labile Menschen neigen dazu, in Ausnahmesituationen unwillkürlich zu hyperventilieren. Dies kann jedoch auch ganz bewußt durchgeführt werden, um tiefere oder weitere Tauchleistungen zu erzielen, häufig bei Streckentauchversuchen im Schwimmbad. Nicht selten werden Jugendliche in Unkenntnis der damit verbundenen Gefährdung sogar von ihren Lehrern dazu angehalten, vor entsprechenden Tauchübungen ihr Luftanhaltevermögen durch Hyperventilation zu steigern.

Eine im Säure-Basen-Gleichgewicht wirksame Verschiebung tritt dann ein, wenn etwa eine halbe Minute oder länger hyperventiliert wird. Dabei lassen sich folgende Veränderungen nachweisen:

Der CO_2-Gehalt in den Alveolen nimmt kontinuierlich ab, damit kommt es auch zu einer Verminderung der Kohlensäurespannung im Blut, zur Hypokapnie, und es resultiert eine Alkalose. Da das Hämoglobin schon bei normaler Atmung zu 97% mit Sauerstoff gesättigt ist, läßt sich hierbei keine wirksame Erhöhung der Sauerstoffspannung erzielen. Durch die erzeugte Alkalose tritt eine reflektorischer Spasmus der Hirngefäße ein, daraus resultiert eine entsprechende Minderdurchblutung. Die somit bereits mangelhafte Versorgung mit Sauerstoff wird noch dadurch verstärkt, daß das Hämoglobin eine innigere Bindung mit dem Sauerstoff eingeht, was wiederum eine schlechtere Sauerstoffversorgung der Gewebe zur Folge hat. Schließlich sinkt unter Hyperventilationsbedingungen nach kurzer Zeit der arterielle Blutdruck meist deutlich ab und verstärkt die mangelnde Gewebsversorgung mit Sauerstoff.

Die genannten Faktoren führen dazu, daß der Taucher ein scheinbar verlängertes Luftanhaltevermögen besitzt und der Atemanreiz verzögert eintritt. Bis jedoch durch Verbrennung der Kohlendioxidspiegel wieder soweit angestiegen ist, daß das Atemzentrum unwillkürliche Impulse an die Atemmuskulatur erteilt und den Taucher zum Auftauchen zwingt, ist bereits ein akuter Sauerstoffmangel eingetreten, der sich vor allem im Gehirn bemerkbar macht. Verstärkt wird der Sauerstoffmangel durch die bei den Tauchbewegungen erhöhte Muskelarbeit, die einen höheren Sauerstoffbedarf bedingt.

So kommt es schließlich zu einer unmerklich einsetzenden Bewußtlosigkeit durch akuten Sauerstoffmangel, die dem Taucher durch keinerlei Warnzeichen angekündigt wird, dem sog. Schwimmbad-Blackout. Besonders bedeutsam ist dieser Zustand deshalb, weil er von Beobachtern oft erst sehr spät erkannt wird, da selbst im Stadium der Bewußtseinstrübung noch einige Flossenschläge durchgeführt werden können, bis die Hypoxie so massiv ist, daß der Taucher bewußtlos und bewegungsunfähig auf den Boden des Schwimmbades sinkt.

Zwar setzt bei schneller Bergung rasch die Spontanatmung wieder ein, bedingt durch den nun massiv erhöhten Kohlendioxidgehalt des Blutes, doch sind zahlreiche Fälle bekannt, bei denen die für das Hirn kritische Zeitgrenze von 3 – 4 Minuten überschritten wurde und ein fataler Ausgang nicht mehr verhindert werden konnte.

Tod durch Preßatmung

Speziell bei vegetativ labilen Menschen kann es beim Schnorcheltauchen zu zunächst unerklärlichen Todesfällen kommen, die auf Kreislaufregulationsstörungen zurückgeführt werden müssen.

Bereits kurz nach dem Abtauchen ist der erste Druckausgleich erforderlich, der beim Schnorchler praktisch immer in Form eines Vasalva-Versuchs durchgeführt wird. Aus der vom Abtauchen beibehaltenen tiefen Inspirationsstellung heraus wird Luft mittels forcierter Ausatmung in den Nasen-Rachen-Raum gepreßt, um die Schädelnebenhöhlen zu belüften. Dabei kommt es zu einem kurzfristigen, steilen Druckanstieg im Thoraxraum. Dies führt zu einer Behinderung des venösen Blutrückstroms zum Herzen, und es resultiert ein kurzfristiger, steiler Blutdruckabfall. Nach Beendigung des Druckausgleichs steigt dieser beim kreislaufstabilen Taucher schnell wieder an, erreicht sogar kurzfristig hypertone Werte, bis er rasch wieder zum Ausgangspunkt zurückkehrt. Der gleiche Mechanismus läßt sich auch beim Anheben schwerer Lasten, auch über Wasser, nachweisen. Das Bergen eines Ankers oder einer Amphore kann daher durchaus ebenfalls die geschilderte Kreislaufveränderung bewirken. Während beim Gesunden die Kreislaufregulation wie oben angeführt erfolgt, kommt es bei vegetativ labilen Tauchern (häufig Jugendlichen) oder nach infektiösen Erkrankungen zu einem langanhaltenden Blutdruckabfall, der eine Mangelversorgung lebenswichtiger Organe nach sich zieht und schließlich zum Kreislaufkollaps führt. Dieser endet unter Wasser meist tödlich.

Überschreiten der Freitauchgrenze

Jeder Taucher hat eine individuelle Tiefengrenze beim Freitauchen, die von der Vitalkapazität abhängig ist. Diese ist je nach Alter, Trainingszustand, Lebensgewohnheiten und vorausgegangenen Erkrankungen unterschiedlich groß und kann sich im Laufe einer kurzen Zeit, oft innerhalb eines Jahres, erheblich verändern. Sie muß daher bei jeder Tauchuntersuchung stets neu ermittelt werden.

Die Gesamtkapazität (GK) der Lunge läßt sich vereinfacht unterteilen in Vitalkapazität (VK) und Restkapazität (RK), wobei die Restkapazität bei jedem Erwachsenen, mit kleinen Abweichungen, etwa 1,5 l beträgt.

Im folgenden wird von einem durchschnittlich trainierten Taucher mit einer Vitalkapazität von 4,5 l ausgegangen, ihm steht bei maximaler Inspiration ein Gesamtvolumen von 6 l Luft in der Lunge zur Verfügung. Da die Lunge durch das bewegliche Zwerchfell und die elastische Brustkorbwandung dem Umgebungsdruck gut angepaßt werden kann, tritt eine Überdruckschädigung beim Schnorcheln hier erst unter sehr viel höherer Druckbelastung auf, als es etwa in den Nebenhöhlen der Fall wäre.

Die rechnerische Grenze für das Freitauchen ist dann erreicht, wenn die Gesamtkapazität soweit komprimiert wird, daß nur noch das Restvolumen an Luft vorhanden ist, also eine funktionelle maximale Ausatemstellung besteht, obwohl der Luftinhalt nach wie vor 6 l beträgt. Entsprechend dem Boyle-Mariotte-Gesetz verkleinert sich das Luftvolumen wie folgt:

Wasseroberfläche $\triangleq$ 1 bar $\triangleq$ 6 l,
10 m Tiefe $\triangleq$ 2 bar absolut $\triangleq$ 3 l,
20 m Tiefe $\triangleq$ 3 bar absolut $\triangleq$ 2 l,
30 m Tiefe $\triangleq$ 4 bar absolut $\triangleq$ 1,5 l.

Somit ist in 30 m Tiefe das ursprüngliche Lungenvolumen von 6 l auf 1,5 l komprimiert, also auf das Volumen der Restkapazität zusammengedrückt. Beim Aufsuchen noch größerer Tiefen würde, da die Elastizitätsgrenze des Thorax überschritten wird, ein relativer Unterdruck in der Lunge auftreten. Dies wird zunächst durch Flüssigkeitsaustritt aus den Kapillaren ausgeglichen, und es entsteht ein Lungenödem. Gleichzeitig erfolgt ein verstärkter venöser Rückstrom zum Herzen, der eine akute Rechtsherzüberlastung zur Folge haben kann. Dadurch und durch die Anschoppung der Lunge steht dem linken Ventrikel nicht mehr ausreichend Blut zur Verfügung, um unter ausreichendem Druck Blut in die Peripherie zu befördern. Es kommt zusätzlich zur Hypoxie; das Hirn wird minderversorgt und es tritt eine meist letal endende Bewußtlosigkeit ein.

Die in diesem Beispiel angegebene rechnerische Freitauchgrenze erfährt jedoch zusätzliche Einschränkungen.

Da meist die Vitalkapazität beim Abtauchen nicht voll ausgenutzt wird und beim Druckausgleich vor allem in den Maskeninnenraum Luft verlorengeht, muß von dem errechneten Wert $1/3$ abgezogen werden, im angegebenen Beispiel würde die Grenze damit auf 20 m reduziert. Mit zunehmendem Alter nimmt außerdem die Elastizität des Thorax ab und damit das Residualvolumen zu. Ab etwa dem 35. Lebensjahr ist eine kontinuierliche Zunahme zu verzeichnen, die bis etwa zum 60. Lebensjahr ca. 10 – 15% der ursprünglichen Vitalkapazität beträgt. Diesem Umstand muß bei der Festlegung der Freitauchgrenze ebenfalls Rechnung getragen werden.

Beim Freitauchen mit einer geringeren als der angegebenen Vitalkapazität, und das ist eher die Regel, ist die Tieftauchgrenze meist im Bereich zwischen 10 – 15 m anzusiedeln. Diese Tiefe ist nach einigen Tagen Training im Urlaub nicht allzu schwer erreichbar. Unfälle treten oft dann ein, wenn unter Wasser ein interessantes Objekt geborgen werden soll. Dabei wird die Tiefengrenze häufig deshalb überschritten, weil nicht in Betracht gezogen wird, daß die Gegenstände unter Wasser alle um $1/3$ näher und damit noch gerade eben erreichbar erscheinen

Flachwasserbewußtlosigkeit

Neben den geschilderten Vorgängen kann ein Bewußtseinsverlust nicht nur beim Aufsuchen größerer Tiefen eintreten, sondern auch beim Auftauchen knapp unter der Wasseroberfläche. Beim Abtauchen herrscht in der Alveolarluft ein normaler Sauerstoffpartialdruck von 100 mmHg. Je größer die aufgesuchte Tauchtiefe ist, um so stärker wird der Thorax komprimiert. Damit steigt entsprechend dem Umgebungsdruck auch der Gesamtdruck in der Lunge, und entsprechend erhöht sich der Teildruck der einzelnen Gaskomponenten. So läßt sich in 20 m Tiefe ein Sauerstoffpartialdruck von 300 mmHg in den Alveolen nachweisen. Aufgrund dieses erhöhten Partialdrucks und des damit verbundenen höheren Druckgefälles Alveolarluft/Kapillaren geht der Sauerstoff auf dem Weg der Diffusion schneller physikalisch in Lösung.

Während des Tauchgangs wird vermehrt Sauerstoff verbraucht, ohne daß eine erneute Luftzufuhr erfolgt, es kommt zur Ausbildung eines zunehmenden Sauerstoffmangels. Dieser bzw. der Anstieg des Kohlendioxidgehaltes veranlaßt den Taucher, rasch zur Wasseroberfläche zurückzukehren. Beim Auftauchen nimmt der Umgebungsdruck ab, und damit sinkt auch der Partialdruck der in der Lunge vorhandenen Gase. Dabei ist jetzt, durch den bei Muskelarbeit während des Tauchgangs verbrauchten Sauerstoff, in der Alveolarluft ein wesentlich geringerer Sauerstoffgehalt nachzuweisen.

Kurz vor Erreichen der Oberfläche kommt es, bedingt durch den verstärkten Druckabfall, zu einer rapiden Verminderung des Sauerstoffpartialdrucks. Dies bewirkt wegen der bereits durch den Tauchgang ausgelösten Hypoxie eine akute Mangelversorgung mit Sauerstoff. Gleichzeitig diffundiert wegen des verminderten Umgebungsdruckes vermehrt Kohlendioxid aus den Kapillaren in den Alveolarraum, so daß der erforderliche unwillkürliche Atemanreiz vermindert ist. Die Summe dieser Gasdruckverschiebungen bewirkt, daß kurz vor Erreichen der Wasseroberfläche, meist in 2 – 3 m Tiefe, eine unmerklich eintretende Bewußtlosigkeit auftritt, die im nachfolgenden Ertrinkungstod enden kann, oft in Verbindung mit einer unwillkürlichen Aspiration.

Kreislaufversagen durch verlängerten Schnorchel

Ein Erwachsener wird selten auf die Idee kommen, seinen Schnorchel über das übliche Maß hinaus zu verlängern; Kinder in ihrem Spieltrieb können jedoch dazu verleitet werden, durch Verlängerung ihres Schnorchels den Aktionsradius zu erweitern.

Beim Schnorcheln wird Luft unter atmosphärischen Bedingungen eingeatmet, es herrscht also in der Lunge immer ein Druck, der den Luftdruckbedingungen an der Wasseroberfläche entspricht. Da der umgebende Wasserdruck höher ist, als es dem Lungeninnendruck entspricht, kommt es zu einer, wenn auch geringen, Druckdifferenz zwischen Wasser und Lunge, es entsteht in der Lunge in relativer Unterdruck. Dieser im Brustraum auftretende Unterdruck ist solange ungefährlich, als der Schnorchel nicht länger als 40 cm ist.

Wird der Schnorchel jedoch über das angegebene Maß hinaus verlängert, kann es zu Erscheinungen kommen, die denen beim Überschreiten der Freitauchgrenze gleichen (ebenfalls inneres Blaukommen). Bei Verlängerung auf 1 m oder mehr entsteht in der Lunge ein relativer Unterdruck von mindestens 0,1 bar. Dieser Unterdruck wird wiederum durch Ausbildung eines Lungenödems und verstärkten venösen Rückstrom ausgeglichen. Dies hat zur Folge, daß sich, ähnlich wie beim Überschreiten der Freitauchgrenze, eine akute Rechtsherzüberlastung einstellt, verbunden mit einer durch Blutdruckabfall bedingten Sauerstoffmangelversorgung des Gehirns. Der Bewußtseinsverlust tritt rasch, meist schon innerhalb einer halben Minute ein.

Glücklicherweise ist eine Atmung durch einen so verlängerten Schnorchel wegen der erforderlichen erheblichen Atemmehrarbeit nur kurzfristig möglich, so daß der Taucher meist vor Eintritt der Bewußtlosigkeit seine Schnorcheltätigkeit einstellt.

Wird der Schnorchel jedoch nur auf eine Länge von 40 – 100 cm verlängert, so kann die Druckdifferenz durch erhöhte Atemarbeit überwunden werden. Dann kommt es, in Abhängigkeit von der Zeit, zu einer steigenden Kohlendioxidanreicherung im Schnorchel, letztlich resultiert daraus eine Bewußtlosigkeit durch Sauerstoffmangel.

All die genannten möglichen Risiken sollen auch den Schnorcheltaucher dazu veranlassen, nicht vom obersten Grundsatz des Sporttauchers abzuweichen: *Tauche nie allein.*

Verstärkte Diurese

Dieses zwar klinisch meist bedeutungslose Symptom soll kurz erwähnt werden, weil der untersuchende Arzt des öfteren danach gefragt wird, warum beim Tauchen ein verstärkter Harndrang besteht.

Der Schnorcheltaucher ist mit dem gesamten Körper, mit Ausnahme des Kopfes, ins Wasser eingetaucht. Der Umgebungsdruck des Wassers setzt sich über die nicht kompressiblen Körperflüssigkeiten auch auf das Blutgefäßsystem fort, während in den Alveolen normaler atmosphärischer Druck herrscht. Außerdem wird im Wasser die Schwerkraftwirkung durch den Auftrieb entsprechend dem Archimedischen Prinzip nahezu aufgehoben. Damit entsteht ein verstärkter venöser Rückfluß zum Thoraxraum, und es kann sich eine zusätzliche Blutansammlung bis zu einem Volumen von 750 ml bilden. Dies bewirkt eine Erweiterung von zentralen Gefäßen sowie der Vorhöfe. Die darin eingebetteten Dehnungsrezeptoren registrieren die verstärkte Blutfülle und bewirken über den sog. Gauer-Henry-Reflex eine verstärkte Diurese. Der Organismus wird also getäuscht, er reagiert, als ob ein vermehrtes Volumen vorhanden wäre. Dies bewirkt im Endeffekt eine Abnahme des zirkulierenden Volumens und nach längerem Aufenthalt im Wasser ein entsprechendes Durstgefühl.

Die Ausscheidung liegt dabei beim Untrainierten um bis zum 6fachen über der in diesem Zeitraum normalen Diurese, beim Trainierten ist sie immerhin noch 2- bis 3mal so hoch wie unter Normalbedingungen.

Dieser Effekt ist auch beim Gerätetaucher nachzuweisen, weil auch hier die Einwirkung der Schwerkraft weitgehend aufgehoben ist. Die Diurese ist allerdings wesentlich geringer, wenn durch regelmäßige Schwimmbewegungen eine Volumenverteilung in Richtung Skelettmuskulatur erfolgt.

Bedeutung kommt der verstärkten Diurese im Zusammenhang mit der Caissonkrankheit zu. Die erhöhte Urinausscheidung bewirkt eine Zunahme der Blutviskosität und damit auch schwerwiegendere Folgen beim Auftreten von Gasblasen im nun reduzierten Flüssigkeitsvolumen des Organismus. Verstärkt wird dieser Effekt durch den Diureseeffekt von Coffein und Alkohol!

Atemgasbedingte Krankheiten beim Gerätetauchen

Hyperventilation

Während beim Schnorcheltauchen eine Hyperventilation fast immer vorsätzlich und bewußt durchgeführt wird und der Bewußtseinsverlust aufgrund eines Sauerstoffmangels schlagartig eintritt, ist beim Gerätetaucher die Hyperventilation mit nachfolgender, jedoch allmählich eintretender Bewußtseinstrübung meist durch äußere Einflüsse bedingt.

Angstzustände, größere Tauchtiefe, Kälte oder schwere körperliche Belastung bewirken nach unwillkürlicher Hyperventilation zunächst ebenfalls einen Abfall der Kohlendioxidspannung im Blut, ohne daß im Organismus ein akuter Sauerstoffmangel eintritt. Die Hirndurchblutung wird jedoch nach einer gewissen Latenzzeit durch spastische Engstellung der Arterien vermindert, es resultiert letztlich eine Hypoxie der Gehirnzellen. Gleichzeitig kommt es zu einer Verschiebung des pH-Wertes in den alkalischen Bereich und damit zu einer innigeren Bindung des Sauerstoffs an das Hämoglobin bzw. zu einer geringeren Sauerstofftransportfähigkeit, somit letztlich zu einer weiteren Mangelversorgung des Gehirns. Erste Anzeichen dieser Mangelversorgung des Gehirns sind Übelkeit, Brechreiz und Kopfschmerzen, oft begleitet von typischen Anzeichen einer Tetanie. Schließlich kommt es auch hier, oft in Verbindung mit einer angstbedingten Preßatmung, zu Bewußtseinsverlust und Kollaps.

Unter anderem ist dies einer der wesentlichen Faktoren, warum bei vegetativ labilen Menschen mit unterschwelliger Hyperventilationssymptomatik, aber auch bei Stoffwechselstörungen wie Hyperthyreose die Tauchtauglichkeit nicht erteilt werden kann.

Kohlenmonoxidvergiftung

Kohlenmonoxid ist ein farbloses, geruchsneutrales Gas, das bei verschiedenen Verbrennungs- oder Gärprozessen freigesetzt wird. Für den Organismus ist Kohlenmonoxid äußerst toxisch, da es eine etwa 300mal größere Affinität zu Hämoglobin besitzt und den Sauerstoff aus der Bindung verdrängt; zusätzlich wird es inniger als der Sauerstoff an das Eisen des Hämoglobinmoleküls gebunden. Die Bindung erfolgt in derselben molaren Menge wie der Sauerstoff, es entsteht Carboxyhämoglobin (COHb). Ein Gramm Hämoglobin bindet sowohl 1,34 ml Sauerstoff als auch Kohlenmonoxid. Wegen der höheren Kohlenmonoxidaffinität kommt es daher rasch zu einer weitgehenden Besetzung der Hämoglobinmoleküle mit Kohlenmonoxid, und es resultiert eine unmerklich einsetzende, jedoch schnell zur Bewußtlosigkeit führende Hypoxie.

Als obere, noch unschädliche Grenze wird eine CO-Konzentration in der Atemluft von 0,01 Vol% angegeben. Steigt die CO-Konzentration bis auf 0,07 Vol%, so sind bereits etwa 50% der Hämoglobinmoleküle mit CO besetzt und der Tod tritt nach kurzer Zeit ein.

Bei einer Konzentration von 0,03 Vol% entstehen ca. 20% COHb, es treten erste Anzeichen der Vergiftung auf, die sich in Schwindel, Benommenheit, Ohrensausen und rauschartigen Zustandsbildern manifestieren. Konzentration und Urteilsfähigkeit werden stark eingeschränkt, im Gesicht zeigt sich eine zunehmend rosige Verfärbung. Bei noch höheren Konzentrationen an COHb wird die Atmung immer flacher, das Bewußtsein geht verloren, tetanische Krämpfe und eine zentrale Atemlähmung bedingen dann den letalen Ausgang.

Als Spätfolge einer durch CO-Vergiftung erlittenen Bewußtlosigkeit findet sich häufig die Ausbildung einer extrapyramidalen Symptomatik i.S. eines Parkinsonismus, oft begleitet von einer langanhaltenden Psychose.

Beim Tauchen sind 2 Vergiftungsmöglichkeiten durch CO erwähnenswert:

Neben anderen toxischen Wirkungen kommt es bei Rauchern, vor allem bei starkem Zigarettenabusus, zu einem Anstieg des COHb-Spiegels, der bei einem Konsum von 20 Zigaretten pro Tag etwa 5 Vol% beträgt; bei 30 und mehr Zigaretten können Werte von 10 – 15 Vol% erreicht werden. Unklare Kopfschmerzen, Schwindelzustände und kurzfristige Absencen, die sich kurz nach dem Abtauchen in größere Tiefen einstellen, können durch den kurzfristig erhöhten CO-Partialdruck im Gewebe oder durch vermehrte körperliche Belastung bedingt sein.

Eine zwar nicht häufige, jedoch gelegentlich tödlich endende CO-Vergiftung kann auftreten, wenn sich im Tauchgerät Luft befindet, die mit CO verunreinigt ist. Dies ist dann der Fall, wenn der Kompressor, mit dem die Luft abgefüllt wurde, verunreinigte Luft angesaugt hat. Zwei Möglichkeiten kommen dabei in Betracht: Wird der Kompressor mit einem Verbrennungsmotor angetrieben, so können die Abgase bei ungünstiger Standortwahl durch den Luftzug angesaugt werden; wird der Luftansaugschlauch knapp über der Erde in der Nähe einer stark befahrenen Straße postiert, dann gelangen die mit CO angereicherten Auspuffabgase über den Kompressor in das Tauchgerät. Mit zunehmender Tauchtiefe steigt dann der CO-Partialdruck und kann zu den geschilderten Symptomen führen. Die Therapie einer CO-Vergiftung muß schnell erfolgen: hyperosmolare Lösungen zur Hirnödemprophylaxe, hyperbare Oxygenation (HBO), um das CO kompetitiv aus der Bindung zu verdrängen und, sofern die Vergiftungserscheinungen leichter sind und das Atemzentrum noch reagiert, die Beimischung von CO_2 als stark wirksames Atemstimulans.

Kohlendioxidvergiftung

Das bei allen Verbrennungsvorgängen anfallende geruch- und geschmacklose Kohlendioxid stellt einerseits den wirksamsten Atemanreiz im Organismus dar, kann andererseits jedoch bei stärkerer Konzentrationserhöhung toxische Wirkungen haben. Bei vermehrtem Kohlendioxidanfall kommt es zunächst zu einer Steigerung der Atemfrequenz bei gleichzeitiger Vergrößerung des Atemzugvolumens, um den Kohlensäurespiegel und damit den pH-Wert in physiologischen Grenzen zu halten.

Beim Schnorcheln tritt sehr viel häufiger ein CO_2-Mangel durch Hyperventilation ein, während eine CO_2-Vergiftung durch oberflächliche Schnorchelatmung nur sehr selten ist, am ehesten noch, wenn durch einen in die Maske eingearbeiteten Schnorchel ein vergrößertes Totraumvolumen gegeben ist oder der Schnorchel entsprechend verlängert wurde.

Die CO_2-Vergiftung beim Gerätetauchen ist ebenfalls nicht sehr häufig, jedoch können die Ursachen vielschichtig sein. In einem einfachen Versuch lassen sich die wichtigsten Symptome der CO_2-Vergiftung nachvollziehen: Wird gegen einen abgeschlossenen Luftraum mit begrenztem Volumen geatmet, so erhöht sich dort die CO_2-Konzentration, die bei ständig wiederkehrender Gegenatmung zu einer deutlichen Steigerung von Atemfrequenz und -tiefe führt, da im Organismus eine pH-Verschiebung in Richtung Azidose, bedingt durch die erhöhte H_2CO_3-Spannung (Hyperkapnie), eintritt. Bei einer CO_2-Konzentration von 1,5 Vol% in der Einatemluft steigt die Ventilation auf Werte von 15–18 l/min, das Atemminutenvolumen wird also um ca. 10 l gesteigert. Bei einer Konzentration von 5 – 6 Vol% tritt eine starke Hyperventilation auf, bei der ein Atemminutenvolumen von 25 l und mehr gemessen werden kann. Eine weitere Erhöhung des CO_2-Anteils bewirkt jedoch keine wesentliche wirksame Ventilationssteigerung: der verstärkte Atemanreiz durch eine CO_2-Erhöhung bewirkt also nur bis etwa 6 Vol% eine wirksame Korrektur des pH-Wertes und der H_2CO_3-Spannung in physiologischen Grenzen.

Steigt der CO_2-Anteil der Atemluft über die angegebene Grenze, so zeigen sich erste Vergiftungserscheinungen, die sich zunächst neben einem gesteigerten Lufthunger in Kopfschmerz, Schwindel, Brechreiz und Schweißausbrüchen äußern. In schweren Fällen geht das Bewußtsein verloren und Streckkrämpfe leiten den letalen Ausgang ein.

Eine der wesentlichen Ursachen der CO_2-Vergiftung war früher der Gebrauch von Lungenautomaten, bei denen Ein- und Ausatmung über einen Faltenschlauch erfolgten. Durch den dadurch bedingten Totraum von etwa 500 ml kam es beim Aufsuchen von Tauchtiefen jenseits der 15 m zu einer starken Anreicherung von CO_2 im Atemschlauch, damit zu einem erhöhten CO_2-Partialdruck und den Symptomen der CO_2-Vergiftung. Diese Lungenautomaten sind heute nicht mehr in Gebrauch.

Die wesentliche Gefährdung besteht heute in der Verunreinigung der Atemluft im Tauchgerät, bedingt durch fehlerhafte Kompressorabfüllung bzw. verbrauchten Filter. Ein für den Menschen unter atmosphärischen Bedingungen noch tolerierbarer und ungefährlicher CO_2-Anteil von 0,5 Vol% (Teildruck 3,8 mmHg) würde in 50 m Tiefe einem Teildruck von knapp 23 mmHg bzw. 3,0 Vol% an der Oberfläche entsprechen und zu ersten toxischen Erscheinungen führen. Im Tauchgerät eines tödlich verunglückten Tauchers wurde ein CO_2-Wert von 1,5 Vol%, bezogen auf Umgebungsdruck, gemessen, der bei dem zum Tode führenden Tauchgang auf 28 m, nahezu 6 Vol% betrug. Bei der später erfolgten Analyse der Umstände wurde nachgewiesen, daß das Tauchgerät mit einem Kompressor gefüllt wurde, der direkt neben einer vielbefahrenen Hauptstraße stand und außerdem defekt war.

Bei Helmtauchern besteht die Gefahr einer CO_2-Vergiftung dann, wenn nicht in regelmäßigen Abständen mit Frischluft gespült wird, um so eine größere CO_2-Anreicherung zu vermeiden.

Bei Verwendung von Kreislaufgeräten, die mit reinem Sauerstoff betrieben werden, muß die Atemkalkpatrone regelmäßig ausgewechselt werden, insbesondere wenn die Möglichkeit besteht, daß die Atemkalkpatrone durch Kontakt mit Wasser nicht mehr voll funktionsfähig ist. Eine wirksame CO_2-Elimination ist dann nicht mehr gewährleistet, und es stellt sich eine schleichende CO_2-Vergiftung ein.

Bei diesen Geräten besteht zusätzlich die Gefahr, daß das im Organismus produzierte CO_2 nicht ausreichend über die Atmung abgegeben werden kann, wenn Tauchtiefen über 10 m aufgesucht werden. Das Hämoglobin ist dann zu 100% mit Sauerstoff gesättigt, und es besteht eine zusätzliche physikalische Sauerstoffsättigung der Gewebe, so daß CO_2 nicht mehr ausreichend in chemische Bindung an Hämoglobin gehen kann.

Schließlich sind auch Taucher in Druckkammern gefährdet, wenn nicht in regelmäßigen Abständen eine Frischluftspülung erfolgt, die bei längerem Kammeraufenthalt eine CO_2-Vergiftung verhindert.

Sauerstoffvergiftung

Während Kohlendioxid schon bei geringer Erhöhung der Konzentration bzw. des Teildruckes zu toxischen Erscheinungen führt, wird eine erhöhte Sauerstoffkonzentration oder reiner Sauerstoff, auch unter Überdruck, heute in weiten Bereichen der Medizin therapeutisch eingesetzt (hyperbare Oxygenation, HBO).

Dies ist so lange ungefährlich, als ein bestimmter Sauerstoffpartialdruck nicht überschritten wird bzw. die Expositionszeit begrenzt bleibt. Daß die Zufuhr von reinem Sauerstoff über einen längeren Zeitraum bleibende körperliche Schäden hinterlassen kann, wurde in größerem Ausmaß vor allem bei Frühgeborenen nachgewiesen, die unmittelbar post partum einer länger andauernden Sauerstofftherapie zugeführt wurden. Sie erkrankten an der heute fast verschwundenen retrolentalen Fibroplasie, die durch bindegewebige Neubildung im Glaskörper mit nachfolgender Erblindung sowie Lungenveränderungen und dadurch bedingter hypoxischer Schädigung gekennzeichnet war.

Die Sauerstoffvergiftung kann immer dann auftreten, wenn hochprozentiger Sauerstoff über einen längeren Zeitraum eingeatmet wird oder, wie es beim Tauchen und in der Druckkammer der Fall ist, über einen kürzeren Zeitraum unter einem erhöhten Partialdruck geatmet wird. Individuelle Faktoren der Erkrankungsanfälligkeit lassen es jedoch nicht zu, exakte Zeit- und Partialdruckgrenzen anzugeben, innerhalb derer ein gefahrloses Sauerstoffatmen möglich ist. Daher müssen die nachfolgend genannten Grenzwert in einer gewissen Schwankungsbreite nach oben und unten gelten.

Eine Sauerstoffvergiftung beim Tauchen kann eintreten, wenn

1. bei Verwendung von Kreislaufgeräten, die mit reinem Sauerstoff betrieben werden, eine Tauchtiefe von etwa 7–10 m längere Zeit (mehr als 1 Stunde) überschritten wird (O_2-Partialdruck über 1,70);
2. mit Preßluftgeräten über 70 m Tiefe getaucht wird, auch dann herrscht in der Einatemluft ein O_2-Partialdruck von mehr als 1,70 (70 m = 8,0 bar absolut · 0,21% O_2);
3. bei Mischgasgeräten das Mischungsverhältnis O_2 zu Füllgas bei Tieftauchgängen mit zunehmender Wassertiefe nicht laufend an die Tiefe angepaßt, der O_2-Anteil also reduziert wird;
4. bei der Therapie eines Tauchunfalls in der Druckkammer in zu großer Tiefe (Kammerdruck) erhöht Sauerstoff zugeführt wird bzw. auf den vorgesehenen Stufen für Sauerstoffatmung zu lange reiner O_2 zugeführt wird.

Eine Sauerstoffvergiftung bei den erstgenannten drei Möglichkeiten ist heute selten. Kreislaufgeräte werden fast ausschließlich im militärischen Bereich eingesetzt, die Tauchtiefe wird dabei strikt eingehalten bzw. nur für sehr kurze Zeiträume von wenigen Minuten bei zwingender Notwendigkeit überschritten. Taucher mit Preßluftgeräten überschreiten im Normalfall selten die bei Sporttauchern übliche Grenze von 40 m Tiefe, da dann zusätzlich das Risiko eines Tiefenrausches und einer Caissonkrankheit in Kauf genommen werden muß. Die von Berufstauchern verwendeten Mischgasgeräte sind so weit automatisiert, daß sich die O_2-Zumischung jeweils an die entsprechende Tauchtiefe angepaßt.

Als relevante Gefahrenquelle verbleibt daher die Therapie in einer Überdruckkammer, die zur Behandlung der Caissonkrankheit, der zentralen Luftembolie nach Notaufstiegsübungen, aber auch bei Gasbranderkrankungen erfolgreich eingesetzt wird.

Unter normalen Druckverhältnissen kann eine Beatmung mit 100% Sauerstoff innerhalb 24 Stunden bis zu 5 Stunden ohne nachweisbare Folgen durchgeführt werden, bei einer Überdruckatmung von reinem Sauerstoff ist der Sauerstoffteildruck auf 2,8 bar (dies entspricht 18 m Tiefe) und die Expositionszeit auf 30 Minuten pro Therapieintervall begrenzt.

Warum wird, trotz der möglichen Intoxikation, heute bei der Druckkammertherapie von Tauchunfällen wenn möglich intermittierend reine Sauerstoffatmung eingesetzt?

Die genannten Erkrankungsbilder haben eines gemeinsam: Am Ort der Läsion besteht, bedingt durch Gasblasenbildung, eine behinderte Gewebsperfusion und damit eine Hypoxie. Die Gabe von reinem Sauerstoff bewirkt zunächst, daß eine 100%ige Sättigung des Hämoglobins mit Sauerstoff erzielt wird, angesichts der normalerweise schon 97%igen Sättigung des Hämoglobins mit Sauerstoff keine für die Gewebsversorgung wirksame Steigerung. Darüber hinaus kommt es jedoch bei Überdruck zu einer physikalischen Lösung von Sauerstoff im Gewebe und in den Körperflüssigkeiten, und zwar um so stärker, je höher der Sauerstoffpartialdruck ist (Henry-Gasgesetz). Damit können embolische Verschlüsse, bedingt durch Gasblasen, überwunden werden, sofern die Diffusionstrecke nicht zu lang ist, und es kommt zu einer verbesserten Versorgung der poststenotischen Gewebsbezirke. Außerdem werden verschiedene Stoffwechselvorgänge direkt beeinflußt, wobei auch Infekterreger, insbesondere Anaerobier wie Clostridien, erreicht werden können.

Unter atmosphärischen Bedingungen können 100 ml Blut, die 16 g Hämoglobin enthalten, 21 ml Sauerstoff binden (1 g Hämoglobin bindet 1,34 ml Sauerstoff). In den Alveolen herrscht hierbei ein pO_2 von 100 mmHg, dabei können nur 0,3 Vol% Sauerstoff = 1,5% der Gesamtsauerstoffmenge physikalisch gelöst ins Gewebe übergehen.

Wird jedoch reiner Sauerstoff unter Überdruck geatmet, so kommt es nach vollständiger O_2-Sättigung des Hämoglobins zu einem linearen Anstieg der physikalischen Sauerstofflöslichkeit (Abb. **15**). Bei Atmung von reinem Sauerstoff mit 3 bar Gesamtdruck steigt der Anteil des physikalisch gelösten Sauerstoffs auf etwa 7 Vol%, was ca. $1/3$ des gesamten Sauerstoffangebotes im Organismus entspricht. Daraus läßt sich schließen, daß die Gewebsversorgung mit Sauerstoff um etwa $1/3$ verbessert werden kann bzw. bei einer Verminderung der Transportkapazität des Blutes um $1/3$ (Blutverlust usw.) immer noch ein den normalen Verhältnissen entsprechendes Sauerstoffangebot besteht.

Die hyperbare Oxygenation ist auch ein wesentliches Therapieprinzip bei der Behandlung der Caissonkrankheit, durch das erhöhte O_2-Angebot entsteht ein entsprechendes Druckgefälle zwischen Gasblasen

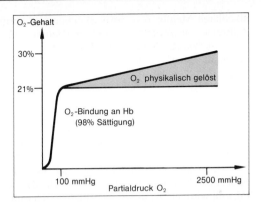

Abb. 15
Physikalische
Sauerstoffsättigung
unter Überdruck.

innerem und Umgebung, was ein schnelleres Auswaschen des Stickstoffes zur Folge hat (siehe auch Seite 97).

Eine weitere wirksame Gewebssättigung läßt sich bei noch stärkerer Erhöhung des Sauerstoffdruckes nicht erzielen, damit liegt auch die Grenze einer hyperbaren Therapie mit Sauerstoff heute einheitlich bei 2,8 bar Gesamtdruck (darauf wird an anderer Stelle noch eingegangen). Bei längerer Sauerstoffatmung unter hyperbaren Bedingungen, die den Toleranzbereich überschreiten (pO_2 1,7 bar bei Arbeit, pO_2 3 bar in Ruhe) stehen anfänglich die Symptome des Zentralnervensystems im Vordergrund: Bei längerdauerndem Anstieg des pO_2 im Gehirn kommt es, nach einer entsprechenden Toleranzzeit, zu Schwindel, Sehstörungen und Unruhe, verbunden mit Angstsymptomen und unwillkürlichen Zuckungen der Mundregion und im Bereich der Augen. Wird in diesem Stadium die Sauerstoffgabe nicht unterbrochen, stellen sich schnell krampfartige Zuckungen der Hände, dann der gesamten oberen und unteren Extremitäten ein, die begleitet sind von einem Erstickungs- und Vernichtungsgefühl. Anschließend erlischt das Bewußtsein, und es kommt zu einem generalisierten Krampfanfall, der in der Ausprägung einem Grand-mal-Anfall gleicht. Nach einer kurzen, scheinbaren Erholungsphase mit teilweiser Rückkehr des Bewußtseins tritt bei weiterer O_2-Exposition erneut ein generalisierter Krampf auf, der fast immer tödlich endet. Der Ablauf dieses Geschehens ist nach seinem Erstbeschreiber als Paul-Bert-Effekt benannt.

Wird reiner Sauerstoff unter normalen atmosphärischen Bedingungen oder unter nur geringem Überdruck verabreicht und geschieht dies über einen Zeitraum von mehreren Stunden, so treten die genannten zerebralen Symptome zugunsten von peristierenden Lungenveränderungen zurück (Lorrain-Smith-Effekt). Es kommt dann, ohne daß eine neurologische Symptomatik erkennbar sein muß, zu Dyspnoe und retrosternalen Schmerzen. Die Lunge zeigt eine Ausbildung von verdickten alveolären Membranen, perivaskulären und peribronchialen Ödemen, Auftreten von Atelektasen und Exsudation. Daraus resultiert letztlich eine erschwerte Sauerstoffdiffusion und, so paradox es zunächst erscheint, eine Hypoxie des Gesamtorganismus mit den entsprechenden Begleitsymptomen.

Die Therapie der Sauerstoffvergiftung in der Druckkammer ist einfach: Die Zufuhr von reinem O_2 wird abgesetzt, bei beginnenden Krämpfen kann Valium oder Phenhydan verabreicht werden.

Die Ausprägung dieses Krankheitsbildes tritt bei jüngeren Patienten früher und stärker auf als bei älteren. Körperliche Arbeit und Bewegung scheint den Verlauf ungünstiger zu beeinflussen als Ruhe.

Beim Gerätetauchen verläuft eine wenn auch selten auftretende Sauerstoffvergiftung fast immer tödlich, da die Ursache meist nicht erkannt wird und Krämpfe im Mundbereich frühzeitig dazu führen, daß das Mundstück nicht mehr festgehalten werden kann und der Taucher ertrinkt.

Tiefenrausch

Über die Ursachen dieses Krankheitsbildes herrschte lange Zeit völlige Unklarheit, und auch heute ist der pathophysiologische Mechanismus noch nicht eindeutig belegt.

Gesichert scheint, daß der Stickstoffanteil bzw. der entsprechende Anteil eines Inertgases in der Atemluft hauptauslösender Faktor dieses Krankheitsgeschehens ist. Der normale Stickstoffanteil der Atemluft von ca. 80% geht unter atmosphärischen Bedingungen im Organismus keine chemische Reaktionen ein, unter Überdruck erfolgt jedoch eine etwa 5mal höhere Fettlöslichkeit; eine zentralnervöse Wirkung ist nachgewiesen. Um mit Stickstoff eine Anästhesie zu erzielen, wären hohe Drücke von 35 – 40 bar erforderlich. Bereits bei Tauchtiefen von etwa 30 m, also einem N_2-Teildruck von etwa 3,2 bar, können euphorische Zustandsbilder hervorgerufen werden, die ab einer Tauchtiefe von etwa 60 m bei jedem Taucher eintreten. Als zweite Komponente wird der erhöhte CO_2-Partialdruck in den Alveolen diskutiert, der die narkotische Wirkung des Stickstoffs verstärken soll. Schließlich wurde auch dem erhöhten Sauerstoffpartialdruck im Sinne einer Lachgasnarkose eine begleitende Wirkung zugeschrieben. Heute scheint erwiesen, daß die Inertgase auslösend für den Tiefenrausch sind. Wasserstoff, Stickstoff, aber auch andere Inertgase zeigen in entsprechender Konzentration narkotische Eigenschaften. Je höher die Lipidlöslichkeit, um so höher die narkotische Potenz: Helium wirkt am geringsten, Stickstoff etwa mittelstark und Xenon am stärksten narkotisch.

Der narkotische Effekt setzt an den Synapsen des ZNS an. Hier wird der beim Preßlufttauchen unter Überdruck angebotene Stickstoff resorbiert. Daraus resultiert eine Membranschwellung mit nachfolgender Permeabilitätssteigerung, dies führt dann zu einem Anästhesieeffekt, wie er einer Drogenintoxikation etwa bei LSD gleicht.

Die individuelle Anfälligkeit für den Tiefenrausch schwankt in weiten Grenzen, wobei trainierte und erfahrene Taucher erst in Tiefen ab etwa 40 m erhöht anfällig scheinen. Bereits in sehr viel geringeren Tiefen tritt der Tiefenrausch ein, wenn eine Minderung der körperlichen Leistungsfähigkeit besteht, eine gesteigerte psychische Erregbarkeit vorherrscht, der Taucher unter dem Einfluß von Psychopharmaka steht oder vor dem Tauchen eine größere Menge Alkohol konsumiert wurde.

Vor allem die Einwirkung des Alkohols kann dabei gar nicht hoch genug eingeschätzt werden, wobei gegen ein Glas Bier oder Wein in vernünftigem zeitlichen Abstand vor dem Tauchgang sicher nichts einzuwenden ist. Ein vom Vorabend noch vorhandener größerer Restalkohol im Blut kann jedoch, ohne daß sich der Taucher dessen bewußt wird, zum Auftreten von Tiefenrauschsymptomen schon in Tiefen von 10 – 15 m führen.

Gekennzeichnet ist der Tiefenrausch von alkoholrauschartigen Symptomen, wobei meist ein euphroisches Grundgefühl vorherrscht, verbunden mit einer starken Einschränkung der Kritikfähigkeit und Konzentration sowie Abnahme des Einsichtsvermögens in eine drohende Gefahr. Bei fast allen Tauchern herrscht in diesem Stadium die Tendenz zum unkontrollierten Tiefertauchen vor. In diesem Stadium besteht höchste Gefahr des Ertrinkungstodes, wenn der mittauchende Partner nicht durch genaue Beobachtung die ersten Anzeichen wie unkontrollierte Bewegungen, falsche oder fehlende Handzeichen usw. erkennt.

Bei ersten Anzeichen des Tiefenrausches muß sofort um ca. 10 m höher getaucht werden, die Symptome verschwinden dann sehr schnell und vollständig. Dies kann insofern schwierig werden, als der betroffene Taucher die Notwendigkeit eines Aufstiegs in geringere Tiefen nicht erkennt; dem Tauchpartner fällt dabei die Aufgabe zu, den erkrankten Taucher notfalls mit Gewalt höher zu bringen.

Eine medizinische Therapie des Tiefenrausches ist nicht bekannt, der untersuchende Arzt kann jedoch prädisponierende Faktoren wie regelmäßigen Alkoholkonsum, mangelnden Trainingszustand, Medikamentengewohnheiten oder psychische Labilität erkennend und ein Tauchverbot aussprechen oder eine Tiefenbegrenzung empfehlen. Gegebenenfalls kann auch ein Druckkammertest bis 50 m Wassertiefe die individuelle Toleranz gegenüber erhöhtem N_2 aufzeigen. Diese Toleranz nimmt nach Gewöhnung (längerer Tauchurlaub, Sättigungstauchen) deutlich zu und damit die Anfälligkeit für den Tiefenrausch ab.

Druckbedingte Taucherkrankheiten

Die in diesem Kapitel angesprochenen Taucherkrankheiten stellen die klassischen Erkrankungen beim Tauchen dar und müssen, da der Ausgang gehäuft letal verläuft, auf breiterem Raum besprochen werden.

Lungenriß und Luftembolie

Ein Lungenriß kann ausschließlich bei Gerätetauchern auftreten, beim Schnorcheltaucher ist er unbekannt, sieht man einmal von der Möglichkeit eines nicht tauchspezifisch bedingten Spontanpneumothorax ab.

Die Möglichkeit eines positiven Barotraumas der Lunge ist beim Gerätetauchen deshalb gegeben, weil Luft über den Lungenautomaten unter erhöhtem atmosphärischen Druck geatmet wird und bei einer nicht ausreichenden Anpassung an den abnehmenden Umgebungsdruck durch Ausatmen beim Auftauchen eine Überdehnung des Lungenparenchyms eintreten kann. Das positive Barotrauma der Lunge stellt die zwar nicht häufigste, jedoch bei weitem schwerste Komplikation beim Gerätetauchen dar, 20 – 50% aller tödlich verlaufenden Tauchunfälle sind darauf zurückzuführen. Die Ursachen einer Lungenüberdehnung können durch vielfältige Faktoren bedingt sein, gemeinsam ist jedoch allen Fällen der während des Druckabfalls regionär oder generalisiert behinderte Gasabfluß aus den Alveolen. Häufige Ursachen dieser Gasabflußbehinderung:

– Das panikartige Auftauchen zur Wasseroberfläche bei angehaltenem Atem in Inspirationsstellung. So kann es schon bei Geräteübungen im Hallenbad mit Aufstieg unter angehaltenem Atem aus 1 m Tiefe (0,1 bar Lungenüberdruck) zu Lungenbläschenüberdehnungen kommen.
– Bei Übungen unter wechselseitiger Atmung aus einem Gerät schon aus geringen Tiefen wird beim Aufstieg nicht genügend Luft abgelassen, Tauchtiefe und Dauer spielen dabei keine Rolle.
– Auch bei vorschriftsmäßig durchgeführten Notaufstiegsübungen, bei denen regelmäßig und kontinuierlich Luft abgelassen wurde, tritt eine Lungenüberdehnung ein, weil die individuelle Grenze der Aufstiegsgeschwindigkeit überschritten wurde. Als Höchstgrenze für die Aufstiegsgeschwindigkeit wurde daher 18 m/min festgelegt, gleichgültig, ob beim normalen Höhertauchen oder bei echtem oder simulierten Notaufstieg. Bei Übungen mit nachfolgend eingetretenem Lungenriß wurden schon Aufstiegsgeschwindigkeiten von bis zu 60 m/min nachgewiesen!

– Erkrankungen der Atemwege wie Emphysem, Pleuraadhäsionen im Spitzenbereich, streßinduziertes Asthma bronchiale, Atelektasen oder im Abklingen begriffene bronchopulmonale Erkrankungen sowie andere Lungenabnormitäten können ebenfalls Ursachen einer Gasabflußbehinderung sein.

Folgen einer Lungenüberdehnung

Kommt es aus einem der genannten Gründen zu einer Verlegung der Atemwege mit mangelhafter Gasabgabe, so werden die distalen Lungenpartien überdehnt. Gelegentlich sind die dadurch bedingten kleinen Parenchymrupturen, die in ihrer Summation den letalen Ausgang bewirken, makroskopisch gar nicht nachzuweisen und stellen sich erst im histologischen Präparat dar. Es handelt sich dann um einen Kollapsverschluß (Bernoulli-Gesetz), bei dem durch viele kleine, in die Blutbahn eingetretene Gasblasen das folgenschwere Geschehen ausgelöst wird.

Kommt es zur Ruptur an der Lungenoberfläche in distalen Abschnitten, so entsteht ein Pneumothorax, der vom noch relativ harmlosen Spitzen- oder Mantelpneumothorax bis zum lebensbedrohlichen Spannungspneumothorax reichen kann und schnellster intensivmedizinischer Betreuung bedarf.

Tritt ein Riß im Mediastinalbereich auf, so kommt es zu einem Hautemphysem mit oberer Einflußstauung. Mediastinalverbreiterung und Heiserkeit, bedingt durch eine Rekurrensparese. Begleitend kann ein Pneumothorax oder eine zentrale Luftembolie eintreten.

Die schwerste Verlaufsform einer Lungenüberdehnung stellt eine Ruptur in zentral gelegenen, blutreichen Lungenabschnitten dar. Ein Pneumothorax ist hier oft nicht nachweisbar, es kommt zum direkten Einschwemmen von Gasblasen ins Blut, die nachfolgend als arterielle Embolien in die stark durchbluteten Organe Herz, Gehirn, Rückenmark, Leber oder Nieren gelangen können, wobei das Gehirn und das Myokard bevorzugt betroffen sind. Dabei ist es eine Frage der Quantität, ob klinisch faßbare Symptome auftreten.

In allen Fällen von Gasembolie kommt es zu einer mechanischen Verlegung von kleinen Arterien, Arteriolen oder Kapillaren. Je weiter peripher diese Verschlüsse liegen, um so geringer werden die Folgeschäden sein, die sich im Auftreten von ischämischen Herden, perifokalen Blutungen und Ödemen zeigen. Multiple kleine Luftembolien begünstigen zusätzlich eine verstärkte Thrombozytenaggregation, so daß sich hieraus ein eigenständiges, zusätzliches embolisches Geschehen entwickeln kann.

Bei Eintritt der Gasblasen in den Blutstrom werden sie fast ausschließlich im arteriellen System weiterbefördert; eine bevorzugte Stelle des möglichen Verschlusses stellen daher die Koronarien dar – es kommt zum Herzinfarkt.

Da Lungenüberdruckunfälle meist beim Auftauchen in vertikaler Körperhaltung geschehen, gelangen die Luftblasen nach oben und landen damit auch in den Hirngefäßen mit nachfolgender typischer arterieller Verschlußsymptomatik.

Erstsymptom eines embolischen Geschehens im Gehirn ist häufig ein plötzlich einsetzender Kopfschmerz, verbunden mit Sehstörungen und rasch eintretender Bewußtlosigkeit. Die weitere neurologische Symptomatik entspricht der eines Apoplexes mit bevorzugter Ausbildung einer linken Halbseitenlähmung, Krampfbilder sind ebenfalls gehäuft beobachtet worden. Auch die Ausbildung einer isolierten Armlähmung, bevorzugt rechts, ohne weitere ZNS-Symptomatik ist mehrfach nachgewiesen worden.

Wichtig ist die Differentialdiagnose des Lungenrisses gegenüber der Caissonkrankheit (Tab. 3). Generell muß betont werden, daß die Symptome des Lungenrisses bzw. der daraus resultierenden Luftembolie immer sofort, also unmittelbar nach Erreichen der Wasseroberfläche, auftreten. Symptome, die später als 5 Minuten nach Erreichen der Wasseroberfläche eintreten, schließlich einen Lungenriß oder eine Luftembolie durch positives Lungenbarotrauma weitgehend aus.

Tabelle 3 Differentialdiagnose des Lungenrisses gegenüber der Caissonkrankheit

Caissonerkrankung	Lungenriß
Langer Aufenthalt in größerer Tiefe	Zeitunabhängig, oft aus geringer Wassertiefe
Symptome langsam einsetzend, bis zu 12 Stunden nach dem Tauchuntergang	Symptome sofort einsetzend, dramatischer Verlauf innerhalb weniger Minuten
Hautjucken, Gelenkschmerzen usw.	Hämatoptysis, Kopfschmerz, Atemstörungen

Prophylaxe und Therapie des positiven Lungenbarotraumas

Eine endgültige Prophylaxe des Lungenbarotraumas gibt es nicht; bei der Tauchtauglichkeitsuntersuchung können jedoch durch Anamnese und Prüfung der Lungenfuktion einschließlich Röntgenaufnahme prädisponierende Faktoren erkannt werden, ein Tauchverbot ist dann nicht zu umgehen.

Die im Tauchschulunterricht und auch bei geübten Tauchern eingeführte Praxis, Notaufstiegsübungen regelmäßig durchzuführen, muß sehr zurückhaltend beurteilt werden, wobei andererseits zu berücksichtigen ist, daß gerade diese Übungen im Ernstfall den Taucher vor einem Lungenüberdruck schützen können. Sollten Aufstiegsübungen durchgeführt werden, so muß unter allen Umständen darauf geachtet werden, daß kontinuierlich Luft abgelassen wird oder nötigenfalls die Ausatmung durch einen leichten Schlag in die Magengrube provoziert wird. Trotz vorschriftsmäßiger Durchführung läßt sich ein gewisses Restrisiko nicht mindern, vor allem können Unfälle auch auftreten, wenn trotz Einhalten aller Regeln und ohne Anzeichen von Panik die Aufstiegsgeschwindigkeit zu schnell ist. Es wird daher gefordert, daß Notaufstiegsübungen nur in Nähe einer einsatzfähigen Druckkammer durchgeführt werden.

Das therapeutische Vorgehen bei eingetretener Lungenüberdehnung richtet sich nach der Ausprägung des Krankheitsbildes. Ein isoliert auftretender Pneumothorax muß baldmöglichst mit einer Thoraxdrainage entlastet werden, anschließend ist die Überwachung auf einer Intensivstation angezeigt.

Tritt eine zentrale Luftembolie ein, so besteht die Therapie zunächst in der Erhaltung der Vitalfunktionen, ggf. ist eine Intubation erforderlich. Eine richtige Lagerung kann möglichen weiteren Luftembolien in lebenswichtigen Organen Einhalt gebieten. Die bisher empfohlene Natolage (stabile Seitenlage mit Kopftieflagerung) (Abb. **16**) ist nur noch bei entsprechender Symptomatik zu empfehlen. Bewußtseinsklare Verletzte sollen flach, ggf. sogar mit leichter Kopferhöhung gelagert werden, da durch Kopftieflage die Gefahr eines Hirnödems verstärkt werden kann! Die Gabe von reinem Sauerstoff kann das Auftreten von weiteren ischämischen Nekrosen eindämmen. Die medikamentöse Therapie besteht in der Azidosebehandlung, ein schockbedingter Volumenmangel wird durch Plasmaexpander behandelt, die erhöhte Bereitschaft zur Thrombozytenaggregation kann mit geeigneten Medikamenten (Acetylsalicylsäure, Rheomacrodex usw.) verringert werden. Die

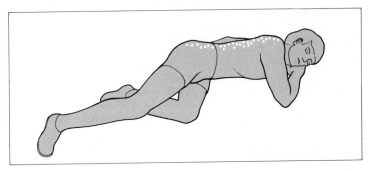

Abb. **16** Stabile Linksseitenlage (Natolage).

Gabe von Schmerzmitteln muß zurückhaltend erfolgen, um die Symptomatik nicht zu verschleiern.

Ist am Unfallort wegen Herzkreislaufversagens eine Herzmassage mit Atemspende durchgeführt worden, so kann durch diese Maßnahmen, die der Aufrechterhaltung der vitalen Funktionen dienen, zusätzlich embolisches Material in die Blutbahn eingebracht werden!

Neben den Erstmaßnahmen am Unfallort ist der sofortige, jedoch schonende Transport in die nächstgelegene Druckkammer erforderlich. Ist nur ein Pneumothorax ohne begleitende ZNS-Symptomatik aufgetreten, so ist eine Druckkammertherapie nicht indiziert, bei allen anderen Fällen, entweder Pneumothorax in Verbindung mit Luftembolie oder isolierte Luftembolie, muß in der Druckkammer versucht werden, den intravasalen Gasblasenradius wirkungsvoll zu verkleinern. Dazu sind Kammerdrücke von 6 bar erforderlich; dabei erfolgt eine Verkleinerung des Gasblasenradius auf die Hälfte, höhere Drücke bewirken keine weitere wirksame Verkleinerung der Gasblasen. Es soll dabei erreicht werden, daß die so verkleinerten Gasblasen vom Blutstrom in weiter peripher gelegene Bezirke transportiert werden und sich dort aufgrund des erhöhten Drucks entsprechend dem Henry-Gesetz physikalisch lösen.

Handelt es sich um ein kombiniertes Geschehen (Pneumothorax und Luftembolie), so muß der Pneumothorax noch vor Beginn der Druckkammertherapie entlastet werden, da sich sonst unter erhöhtem Kammerdruck in verstärktem Maß ein Ventilpneumothorax entwickeln kann.

Caissonkrankheit

Diese, auch als Druckfall- oder Dekompressionskrankheit bekannte Taucherkrankheit stellt neben dem Lungenriß die häufigste schwere Komplikation beim Tauchen oder bei Arbeiten unter Überdruck dar. Erstmals wurden Symptome dieser Erkrankung bei Arbeitern in Senkkästen, sog. Caissons, nachgewiesen, wo Arbeiten unter Überdruck durchgeführt wurden. Es ist also eine Erkrankung, die nicht nur Taucher, sondern alle unter Überdruck arbeitenden Personen betreffen kann. Auch durch eine plötzliche Druckentlastung von Normaldruck auf Unterdruckbedingungen, wie dies bei Fliegern der Fall sein kann, ist das Auftreten der Caissonkrankheit, jedoch in stark abgeschwächter Form, möglich.

Nach den Gasgesetzen von Boyle-Mariotte, Henry und Dalton gehen Gase entsprechend dem jeweiligen Umgebungsdruck physikalisch in Lösung und werden bei Abnahme des Umgebungsdrucks wieder aus ihrer physikalischen Lösung freigesetzt. Die Geschwindigkeit für die physikalische Gassättigung bzw. -entsättigung ist neben der

Druckdifferenz in erster Linie eine Funktion der Durchblutung einzelner Organe. Unter normalen atmosphärischen Bedingungen beträgt der N_2-Partialdruck in der Lunge ca. 760 mmbar, im Organismus ist knapp 1 l N_2 physikalisch gelöst. Der Löslichkeitsquotient Blut zu Fett beträgt etwa 1 : 5. Damit ist Fett am meisten aufnahmefähig für Stickstoff. Andererseits ist das Druckgefälle zwischen Umgebungsdruck in der Lunge und im Gewebe am größten, so daß im Lungenblut die schnellste Aufsättigung erfolgt und dann das gesättigte Blut über das Herz-Kreislauf-System in den Organismus gelangt. Daher kann es, selbst wenn der Tauchgang nur kurz war und die Gewebe noch gar nicht ausreichend gasgesättigt sind, beim plötzlichen schnellen Austauchen aus größerer Tiefe zur arteriellen Gasembolie kommen (sog. Blow up).

Unter Überdruck wird, unabhängig von der Höhe des Drucks, nach 40 – 50 Stunden eine fast völlige Gassättigung sämtlicher Gewebe erreicht, die Entsättigung vollzieht sich bei Rückkehr zum Normaldruck in ähnlicher Weise. Je größer die anfängliche Druckdifferenz zwischen Normaldruck und Überdruck unter Wasser ist, um so mehr Gas geht zunächst in Lösung, da das Druckgefälle anfänglich am größten ist.

Da der im Organismus enthaltene Sauerstoff bereits unter Normalbedingungen zu 97% an Hämoglobin gebunden ist und die bei Atmung eines normalen Luftgemisches zusätzlich physikalische Sauerstoffsättigung nicht nennenswert ins Gewicht fällt, geht hauptsächlich der zu ca. 80% in der Atemluft enthaltene Stickstoff (bzw. als Ersatzinertgas Helium) in physikalische Lösung. Die Löslichkeit des Stickstoffs in Fettgewebe, Lipoiden und lipidhaltigen Zellen ist dabei 5mal höher als in Flüssigkeiten, in den genannten Geweben wird somit entsprechend mehr Stickstoff gelöst bzw. bei Abnahme des Umgebungsdrucks wieder in Form von Gasblasen freigesetzt. Dabei spielt die unterschiedliche Halbwertszeit einzelner Gewebe für Gassättigung eine wesentliche Rolle für das aufgenommene Stickstoffvolumen. Wenn etwa ein Tauchgang auf 20 m Tiefe unternommen wird, herrscht zunächst im Organismus ein N_2-Partialdruck von 0,8 bar (entsprechend dem Gewebsdruck beim Abtauchen von der Wasseroberfläche), in der Einatemluft jedoch ein pN_2 von 2,4 bar. Es besteht daher ein Druckgradient von 1,6 bar. Dieser Druckgradient Alveolarluft zu Blut bewirkt eine rasche Aufsättigung des Blutes in der Lunge. Wenn das Blut von der Lunge in den großen Kreislauf gelangt, ist es mit der Stickstoffspannung von 2,4 bar gesättigt. Prinzipiell herrscht nun im Gewebe derselbe Druckgradient von 0,8 bar zu 2,4 bar. Da die zirkulierende Blutmenge (ca. 7% des Körpergewichtes) jedoch nur ein bestimmtes Stickstoffvolumen transportieren kann, erfolgt die Aufsättigung der Gewebe relativ langsam.

Gewebe mit einer kurzen Sättigungshalbwertszeit, allen voran das Zentralnervensystem, tolerieren bei Rückkehr zur Wasseroberfläche

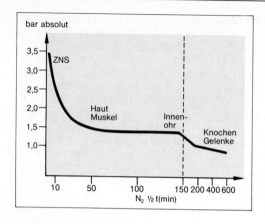

Abb. 17 Stickstoffhalbwertzeichen verschiedener Gewebe (nach *Bühlmann*).

einen viel größeren Inertgasüberdruck ohne Symptome einer ungenügenden Dekompression als Gewebe mit langen Halbwertszeiten wie etwa Knochen oder Gelenke (Abb. 17). Allerdings ist im Zentralnervensystem, in geringerem Maß auch in Haut und Muskulatur beim Tauchgang wesentlich mehr Inertgas in Lösung gelangt.

Da Sporttaucher aufgrund des begrenzten Atemgasvorrates nur eine relativ kurze Expositionszeit haben, werden in Abhängigkeit von der Tauchtiefe bevorzugt Gewebe mit kurzer Halbwertszeit betroffen. Werden jedoch mehrere Tauchgänge an einem Tag durchgeführt, dann kommt es nur zu einem vollständigen Druckausgleich der schnellen Gewebe, in den langsamen Geweben ist wegen der unvollständigen Druckentlastung eine Kumulation von Stickstoff möglich. Daher müssen bei Wiederholungstauchgängen innerhalb 12 Stunden wesentlich längere Austauchpausen eingehalten werden. Dabei sind alle Tauchgänge zu berücksichtigen, die in eine Tauchtiefe von 10 m und mehr führen.

Maßgebend für die Druckentlastung beim Auftauchen ist die Druckdifferenz dp zwischen absolutem Druck in der Tiefe p_a und dem an der Wasseroberfläche herrschenden Druck p_o, wobei der relativ stärkste Druckabfall auf den letzten 10 m erfolgt.

Die im Organismus herrschende Gasübersättigung kann in Abhängigkeit von Tauchzeit und Tauchtiefe entweder folgenlos über die Atmung abgebaut werden, oder es kommt zum Auftreten von Gaskeimen, die konfluieren können und das Bild der Caissonkrankheit auslösen.

Die im Organismus eintretende Druckentlastung läßt sich im Modellversuch mit einer Sprudelflasche anschaulich nachvollziehen: Beim Öffnen der Flasche entweicht das zuvor unter Überdruck physikalisch gelöste Gas entsprechend dem Druckgradienten dp. Dieses Beispiel erfährt insofern eine Einschränkung, als die Gasfreisetzung unter anderem durch die Viskosität des Blutes verzögert wird.

Anhand der Sättigungshalbwertzeiten und durch viele Versuche nachgewiesen zeigt sich, daß nach einer beliebig langen Tauchzeit ein Druckabfall von ca. 45%, das entspricht dem Auftauchen aus 8 – 9 m Tiefe, ohne jegliche Anzeichen der Caissonkrankheit möglich ist. Etwaige Auftauchpausen sind nicht erforderlich, doch soll bereits bei diesen Flachwassertauchgängen eine Pause von 5 Minuten auf 3 m eingehalten werden.

Erfolgt eine schnelle Druckentlastung von mehr als 45%, also ab etwa 10 m Tiefe, so kann diese ebenfalls folgenlos verlaufen, wenn in Abhängigkeit von der Tauchtiefe die Expositionszeit limitiert wird. Diese für verschiedene Tauchtiefen festgelegte Zeitgrenze wird als *Nullzeit* bezeichnet.

Diese Nullzeit ist in Tabellen festgelegt, deren Eckwerte in den letzten Jahren ständige Korrekturen zur sicheren Seite hin erfahren haben, da die früher gebräuchlichen Tabellen teils empirisch, teils durch Werte von gesunden jungen und austrainierten Kampfschwimmern festgelegt wurden. Die neuesten Tabellen (Max Hahn, 1992, s. Abb. **23**) berücksichtigen die Forderungen nach höherer Sicherheit auch bei sog. Jo-Jo-Tauchgängen, hier werden wesentlich längere Austauchzeiten und Pausen angegeben als bisher. Die neuen Tabellen stellen auch die Grundlage der Weiterentwicklung der Tauchcomputer dar, wie sie etwa beim Scubapro NC 11 und DC 11 verwirklicht wurden. Die von Max Hahn neu berechneten Tabellen gehen von der Forderung aus, daß das Restrisiko für Nullzeittauchgänge unter 0,5% liegen muß, auch bei Jo-Jo-Tauchgängen. Bei einem im Jo-Jo-Stil durchgeführten Tauchgang im Flachwasser (15 – 18 m) ist trotz Einhalten der korrekten Austauchstufen ein Dekompressionsunfall möglich, insbesondere wenn es sich um einen Wiederholungstauchgang handelt. Das oben angeführte kleine Restrisiko verlangt überproportionale Kürzungen der Nullzeit bzw. entsprechende Verlängerungen der Dekozeiten, ebenso verlängert sich die Pause zwischen Tauchen und Fliegen teilweise beträchtlich.

Prinzip jeder Austauchtabelle, auch des Tauchcomputers, ist die schrittweise Verringerung des Druckgefälles, vorwiegend im Flachwasser, da hier die größten Druckdifferenzen bzw. Entlastungen auftreten. Dabei wird in geringen Tiefen, meist ab 9, 6 und 3 m das Druckgefälle zur Oberfläche stufenweise verringert.

Bei schnellen Aufstiegen (mehr als 20 m/min) nach längerer Zeit auf mehr als 30 – 35 m Tiefe können in allen Geweben Mikroblasen entstehen und in den Kreislauf gelangen, sowohl im venösen als auch im arteriellen Schenkel. Sichtbare Folgen sind Atemnot, Cyanose und hartnäckiger Hustenreiz. Ähnliche Symptome zeigen sich bei einem plötzlichen Druckabfall im Flugzeug, wenn schlagartig eine Druckentlastung erfolgt.

Wird die Nullzeit überschritten und können vorgeschriebene Austauchpausen nicht oder nur unvollständig eingehalten werden, so ist mit dem Auftreten der Caissonkrankheit zu rechnen. Eine Abgrenzung zur Luftembolie ist in den meisten Fällen einfach durchzuführen, vorausgesetzt, die Angaben des Tauchers bzw. der Begleitperson erfolgen korrekt. Da eine Bereitschaft zur Dissimulation angenommen werden kann, soll der behandelnde Arzt durch eine sehr gezielte Anamneseerhebung sowie Einbeziehung der äußeren Umstände solange von einem Caissonunfall ausgehen, bis das Gegenteil bewiesen ist. Dem mit der Problematik der Taucherkrankheiten nicht vertrauten Arzt können Hinweise von Tauchpartnern außerordentlich wertvolle Dienste leisten, da viele Taucher aufgrund ihrer Ausbildung und Erfahrung einen hohen Wissensstand über Anzeichen der Caissonkrankheit haben.

Um eine Dekompressionskrankheit zu verhindern, müssen gewisse Regeln eingehalten werden. Die sicherste ist, die Nullzeit nicht zu überschreiten. Doch selbst bei einem Tauchgang innerhalb der Nullzeit sollen die obersten 10 m, also die Rückkehr zur Wasseroberfläche, nicht schneller als innerhalb einer Minute zurückgelegt werden. Auf 3 m Tiefe sollte immer eine Pause von 5 Minuten eingehalten werden.

Beim Auftauchen nach Tabelle muß immer nach der größten aufgesuchten Tiefe und der maximalen Tauchzeit ausgetaucht werden; Interpolationen bei Tiefenwechseln sind nicht zulässig. Lediglich die modernen Tauchcomputer sind in der Lage, für jeweilige Tiefenwechsel entsprechende Sättigungsprofile für verschiedene Gewebe zu berechnen. Der neu konzipierte Scubapro erfüllt als z.Z. sicherster Computer die Forderung, das Restrisiko von Nullzeittauchgängen auf unter 0,5% zu bringen, insbesondere auch bei Mehrfachtauchgängen an einem Tag.

Prädisponierende Faktoren

Ohne daß dies näher begründbar ist, sind manche Taucher anfälliger für das Auftreten der Caissonkrankheit, es besteht also eine individuelle Disposition, verstärkt den Symptomen der Caissonkrankheit zu unterliegen. Der Trainingszustand begünstigt bzw. schwächt die Folgen eines Dekompressionsunfalls, gut trainierte Taucher erkranken unter gleichen Bedingungen etwas seltener als Gelegenheitstaucher.

Das Lebensalter scheint ebenfalls eine Rolle zu spielen, jenseits des 40. Lebensjahres tritt die Caissonkrankheit etwas häufiger auf als bei jüngeren Tauchern.

Gesichert ist, daß durch Abkühlung während der Dekompressionsphase eine Vaskonstriktion der Hautgefäße auftritt. Dabei erfolgt ein verzögerter Abtransport der freiwerdenden Stickstoffmoleküle und es kann, auch bei korrekter Einhaltung der Nullzeit bzw. der Dekompressionspausen, eine milde Form der Caissonkrankheit auftreten, die sich in Hautjucken und rötlicher Fleckenbildung äußert. Ursache ist eine lokale periphere Gewebsschädigung durch gasblasenbedingte Kapillarobstruktion mit lokaler Ischämie und perifokalem Ödem.

Ähnliche Folgen kann auch ein schneller Aufstieg aus geringer Tiefe haben, wenn der Tauchgang bis knapp an die Nullzeitgrenze reicht.

Starkes Übergewicht erhöht das Risiko, an einer Caissonkrankheit zu erkranken, beträchtlich, da die Blutversorgung des Fettgewebes im Verhältnis zum Normalgewichtigen etwa doppelt so hoch ist und daher auch eine verstärkte Stickstoffsättigung erfolgen kann.

Die größte Risikogruppe stellen Taucher dar, die Schäden am Herz-Kreislauf-System sowie der Atemorgane aufweisen. Auch vermeintlich leichtere Beeinträchtigungen dieser beim Tauchen als Ausscheidungsorgane zu betrachtenden Systeme können die Gaselimination beeinträchtigen. Hypertonie, Herzinsuffizienz, Arteriosklerose, Lungenemphysem oder Broniektasien sind daher als erhöhte Risikofaktoren bzw. Kontraindikationen anzusehen.

Schließlich können auch mechanische Erschütterungen, welche Druckschwankungen im Organismus erzeugen, das Auftreten der Caissonkrankheit beschleunigen und verstärken. Daher muß beim Transport eines verunglückten Tauchers eine schonende Lagerung bzw. ein möglichst erschütterungsfreier Transport angestrebt werden.

Pathophysiologie der Caissonkrankheit

Auslösender Faktor ist immer das durch zu starke Druckentlastung bedingte Auftreten von Gaskernen im Gewebe oder im Gefäßsystem. Diese Gaskerne können konfluieren und je nach Größe und Lokalisation einen Verschluß bzw. ein embolisches Geschehen bewirken. Es lassen sich hierbei folgende Manifestationsformen unterscheiden:

– *Intrazellulär:* Gaskerne treten vor allem in Fettzellen und Zellen mit hohem Lipidanteil, wie in den Myelinscheiden der Nervenzellen, auf. Dabei kommt es an Fettzellen zu Gewebsdestruktionen, es kann eine Fettembolie resultieren. An den Myelinscheiden kommt es zu einer Hypoxie mit nachfolgendem Untergang von Nervengewebe.

– *Interstitiell:* Durch Gaskerne werden Zellformationen auseinandergedrängt; dies bewirkt einerseits eine Verlängerung der Diffusionsstrecke, andererseits können Gasembolien in den venösen Schenkel gelangen und zu Abflußbehinderungen führen, wie dies vor allem im Versorgungsgebiet der A. spinalis anterior angenommen wird.

– *Intravasal:* Beim Auftreten von intraarteriellen Gasblasen in der Lunge kann es zu Perfusionsstörungen kommen; Gasblasen im großen Kreislauf können Läsionen im Myokard, im Rückenmark und im Gehirn bewirken.

Das embolische Geschehen zieht eine Reihe von Folgeerscheinungen nach sich: Die Mikrozirkulation wird behindert, poststenotisch bildet sich eine Hypoxie mit perivaskulärem Ödem aus. Dies führt zu Permeabilitätsstörungen, Hämorrhagien und nachfolgender umschriebener Nekrose. Da die auftretenden Gaskerne eine hohe biochemische Aktivität aufweisen, kommt es an Blutproteinen zu einer Strukturänderung. Dies bewirkt eine Aktivierung des Gerinnungssystems mit gesteigerter Thrombozytenaggregation, die das embolische Geschehen verstärken kann und in seltenen Fällen zu einer Verbrauchskoagulopathie mit entsprechender Schocksymptomatik führt.

Durch Freisetzung von proteolytischen und lipolytischen Enzymen sowie von vasoaktiven Substanzen kommt es zu Plasmaverlust ins Interstitium, Zunahme des perivaskulären Ödems und spastischer Engstellung von Gefäßen. Daraus resultiert eine weitere Perfusionsminderung mit Verstärkung der Hypoxie und Progredienz der Schocksymptomatik.

Da sowohl zellulärer Gastransport (Sauerstoffabgabe bzw. Kohlendioxidaufnahme) als auch nichtzellulärer Gasaustausch (Stickstoffelimination) gestört werden, kommt es zu einer Verstärkung der Hypoxie, da CO_2 und N_2 nicht ausreichend eliminiert werden können und O_2 nicht ausreichend ins Gewebe gelangen kann.

Aufgrund der vorher angeführten unterschiedlichen Gewebsanfälligkeit ist das Zentralnervensystem als Locus minoris resistentiae anzusehen, wobei das Rückenmark etwa 10mal häufiger als das Hirn betroffen ist; die peripheren Nerven sind nie direkt befallen. Grundsätzlich sind die Grenzgebiete zwischen den Versorgungsgebieten zentraler Arterien am stärksten betroffen, da sie funktionell Endarterien darstellen. Neurone haben nur eine geringe Hypoxietoleranz, Grenzbezirke im Gehirn werden daher als erstes und verstärkt durch embolische Verschlüsse in Mitleidenschaft gezogen. Die Folge ist immer ein Hirnödem mit Störung der Blut-Hirn-Schranke und daraus resultierender Perfusionsminderung mit nachfolgender Hypoxie.

Klinische Manifestationsformen

Die klinische Symptome können in leichten Fällen so diskret sein oder so verzögert auftreten, daß zunächst gar nicht an eine Caissonkrankheit gedacht wird, in schweren Fällen jedoch bereits kurz nach Erreichen der Wasseroberfläche neurologisch faßbar sein. Der internationalen Nomenklatur folgend, werden die leichteren Fälle als Typ I, die schweren Verlaufsformen als Typ II bezeichnet. Dabei ist Typ I charakterisiert mit dem Leitsymptom Schmerz. Typ II umfaßt alle ernsteren Erscheinungen, die neben neurologischen auch andere körperliche Symptome erfassen (Herz-Kreislauf-, Innenohr-, Bewegungsstörungen).

Die nachfolgend aufgezeigten Symptome der Caissonkrankheit treten häufig in der genannten Reihenfolge auf, können aber auch abweichend von dieser Systematik isoliert nachgewiesen werden.

Taucherflöhe

Es handelt sich hierbei um Mikroembolien der Haut und des Unterhautfettgewebes; dies äußert sich in einem wechselnd starken Juckreiz, verbunden mit flächenhafter Rötung der betroffenen Hautpartien. Bei fettleibigen Tauchern kann es im Bereich des Abdomens zu Dehnungsschmerzen kommen, die durch den verzögerten Stickstofftransport bedingt sind. Bereits in diesem Stadium ist eine Druckkammertherapie anzustreben.

Bei einer ausgedehnten Dekompressionskrankheit der Haut kann es zu Flüssigkeitsverschiebungen in den extravasalen Raum kommen, es entsteht eine Hypovolämie mit vermindertem Herzzeitvolumen, und dadurch erfolgt ein schlechterer Gasabtransport aus anderen Organen.

Akute Osteoarthralgien („Bends")

Diese in großen Gelenken lokalisierten Beschwerden entstehen durch Zirkulationsstörungen in den nuritiven Gefäßen. Der Abtransport des freiwerdenden Stickstoffs erfolgt verzögert und führt zu Dehnungsschmerzen in diesen wenig elastischen Geweben. Hauptsächlich betroffen sind hiervon Schulter-, Hüft- und Kniegelenk, gelegentlich auch Ellbogen- und Sprunggelenk.

Diese auch in die angrenzenden Muskeln ausstrahlenden Schmerzen sind oft begleitet von einem Taubheitsgefühl, Parästhesien und Muskelschwäche. Während man bisher die Bends als eines der führenden Symptome der Caissonkrankheit angesehen hat, neigt man jetzt zunehmend dazu, daß es sich beim Sporttaucher wegen der normalerweise kurzen Expositionszeit um muskelkaterähnliche Beschwerden (Erhöhung der CPK!) handelt und die klassischen Bends vorwiegend bei Berufstauchern mit langen und häufig aufeinanderfolgenden Tauchgängen auftreten.

Neurologische Manifestationen

Obwohl bei schweren Caissonunfällen das Rückenmark wesentlich häufiger als das Gehirn massiv betroffen ist, gehen fast alle klinisch manifesten Unfälle mit zumindest diskreten hirnorganischen Prozessen einher.

Erste Anzeichen einer Hypoxie der Neurone äußern sich in Schwindel, Übelkeit und Brechreiz; Verwirrtheitszustände und Desorientierung mit Verlangsamung der Denkprozesse sind ebenfalls ein häufig zu beobachtendes Erstsymptom. Schwere Caissontraumen des

Hirns, die sich vornehmlich im Hirnstamm und Mittelhirn manifestieren, äußern sich zunächst in einem Durchgangssyndrom mit anschließender langsam einsetzender Bewußtlosigkeit. Krampfanfälle und evtl. Dezerebration sind Folgen einer sehr gröblichen Mißachtung der Austauchzeiten und manifestieren sich gewöhnlich nach einer Latenzzeit von einer oder mehreren Stunden; nach mehr als 12 Stunden werden diese Symptome nicht mehr auftreten.

Im Hirnstamm ist bevorzugt der N. statoacusticus betroffen. Die durch eine Gasembolie der Labyrinthgefäße verminderte Durchblutung wird verstärkt durch einen bei der Dekompression auftretenden Blutdruckanstieg, in dessen Gefolge Hämorrhagien auftreten. Letztlich kann daraus eine Schädigung bzw. Zerstörung des Sinnesepithels resultieren. Die Innenohrschädigung äußert sich in Ohrgeräuschen, Drehschwindel mit Übelkeit und Brechreiz und in seltenen Fällen in einem Hörverlust wie beim Ménière-Syndrom.

Diese Symptomatik kann auch erste einige Stunden nach Beendigung des Tauchgangs bzw. einer Druckkammerbehandlung aus vollem Wohlbefinden heraus auftreten und klingt ohne Therapie erst nach Tagen oder Wochen wieder ab. Bei Zerstörung des Sinnesepithels sind Vestibularisausfälle oder eine bleibende Schwerhörigkeit möglich.

Am Rückenmark manifestiert sich die Erkrankung als Hemi- oder Paraplegie im Sinne einer Läsion der Seiten- oder Hinterstränge in Höhe der unteren Thorakalsegmente, daher sind Blasenentleerungsstörungen eine typische Begleitkomplikation. Für die Rückenmarksymptomatik wird seit kurzem mehr die venöse Abflußbehinderung als die arterielle Mangelversorgung diskutiert. Man geht davon aus, daß durch eine verstärkte Stickstoffblasenansammlung im epiduralen venösen System eine Verlangsamung bzw. ein Sistieren des venösen Blutstroms erfolgt. Dies würde auch Therapieerfolge erklären, bei denen nach einer längeren Latenzzeit zwischen Unfall und Beginn der Druckkammertherapie eine weitgehende Rückbildung der Lähmungserscheinungen beobachtet werden konnten. Es muß also noch eine Versorgung mit Sauerstoff stattgefunden haben, das Rückenmarkgewebe kann also noch nicht biologisch tot gewesen sein.

Chokes

Unter diesem Begriff werden die bei schweren Dekompressionsunfällen primär in der Blutbahn auftretenden Gasblasenansammlungen verstanden (eine gleiche Wirkung können auch die aus den Geweben kommenden Gasblasen haben, wenn sie sich in der Blutbahn zu größeren Gasblasen zusammenschließen). Während die Chokes im arteriellen und venösen Schenkel entstehen können, bilden sich die sekundären, aus dem Gewebe stammenden Gasblasen nur im venösen System.

Die im venösen System transportierten Gasblasen gelangen über das rechte Herz in den Lungenkreislauf. Hier kommt es je nach Größe der Gasblasen zu einem unterschiedlich großen Verschluß des betroffenen Kapillargebietes, es zeigen sich die typischen Anzeichen einer Lungenembolie: schlagartig einsetzender, atemabhängiger retrosternaler Schmerz; blutig tingierter Reizhusten; zunehmendes Erstickungsgefühl mit Rechtsherzüberlastung und Bewußtseinsverlust. Gleichzeitig entsteht dabei eine pulmonale Hypertonie. Ab einer gewissen Druckerhöhung treten Gasblasen in den arteriellen Schenkel über, entweder durch AV-Shunts oder ein offenes Foramen ovale, worauf neuere Untersuchungen häufig hinweisen.

Das Schicksal der im ateriellen System auftretenden primären Gasblasen wird bestimmt von der Größe der Blasen und vom Ort, an dem sie schließlich zu liegen kommen.

Je kleiner der Gasblasenradius und je peripherer der dadurch bedingte Verschluß, um so geringer sind die Folgeschäden. Hauptmanifestationsorgane dieser Gasembolien sind das Herz und das Gehirn.

Beim Verschluß eines Herzkranzgefäßes entwickelt sich ein Koronarinfarkt, bei Embolie im Gehirn ein Apoplex. Dabei sind fokale Defekte eher selten, da es sich überwiegend um ein disseminiertes Geschehen handelt.

Eine Choke-Symptomatik entwickelt sich auch beim Auftreten einer Fettembolie, die durch Traumatisierung des Fettgewebes oder Fettmarks durch Luftembolien auftreten kann.

Spätschäden nach Dekompressionstraumen

Folgeschäden treten entweder sekundär durch eine vorher erlittene Dekompressionserkrankung auf, oder sie manifestieren sich als primär chronische Schäden, ohne daß ein akutes Trauma in der Vorgeschichte bekannt ist. Es handelt sich dann, speziell bei Berufstauchern, um Summationseffekte von inapparent verlaufenen rezidivierenden Mikroembolien.

Störungen des Zentralnervensystems

Im Vordergrund steht häufig eine chronische Enzephalomyelopathie, deren Symptomatik meist multilokulär auftritt:

– hochgradige Stimmungslabilität mit Minderung der Kritikfähigkeit und Schwankungen des subjektiven Beschwerdebildes;
– nach Hirnstammbefall Ausbildung eines psychoorganischen Syndroms, gelegentlich tritt ein pathologischer Persönlichkeitswandel auf;

- leichte Ermüdbarkeit, Gedankenverlangsamung, Merkstörungen und Antriebsarmut, neurotisch-hysterische Zustandsbilder;
- hochgradige Alkoholintoleranz oder pathologische Rauschzustände;
- progredienter Verlauf der Symptomatik.

Nach akuten und klinisch manifesten Dekompressionstraumen zeigt sich häufig ein Spontannystagmus sowie eine Veränderung der peripheren Reflexe (Bauchdecken-, Kremaster- und Sehnenreflexe). Spastische Paresen der unteren Extremität mit Blasenentleerungsstörungen werden ebenso wie ein akutes Durchgangssyndrom häufig nachgewiesen.

Otoneurologische Dauerschäden

Eine Schädigung des N. vestibularis bewirkt neben dem schon erwähnten Spontannystagmus auch eine diskrete Störung der Bewegungskoordination mit verstärkter Fallneigung. Bemerkenswert ist, daß Taucher mit früher erlittenen Schädel-Hirn-Traumen etwa doppelt so häufig betroffen sind.

Eine Schädigung des N. vestibulocochlearis (Pars cochelaris) zeigt sich, abgesehen von den seltenen akuten Manifestationen, oft erst nach Monaten oder Jahren als Hörverlust vom Typ der Lärmschwerhörigkeit. Dabei ist bevorzugt das linke Innenohr betroffen, da der linke Sinus sigmoideus länger als der rechte ist und durch das engere Foramen venae jugulare eine schlechtere Drainage erfolgt. Somit erfolgt durch die längere Verweildauer der Luftblasen durch multiple Miniembolien eine Schädigung des Corti-Organs.

Skelettveränderungen

Diese treten fast ausschließlich bei Dauerarbeit unter erhöhten Druckbedingungen auf, hauptsächlich sind daher Berufstaucher und Arbeiter in Druckluft betroffen. Die auftretenden Skelettveränderungen sind zwar röntgenologisch faßbar, häufig besteht jedoch klinische Beschwerdefreiheit. Eine Progredienz ist gehäuft nur bei Veränderungen am Hüftkopf nachzuweisen. Die Skelettveränderungen treten auf, weil es durch Gasblasenbildung zu einer Strömungsverlangsamung in den nutritiven Arterien kommt und der Blutabtransport ebenfalls verzögert ist.

In leichten Fällen tritt nur ein kleiner Knocheninfarkt auf, eine Restitutio ad integrum ist möglich. In schweren Fällen kommt es zu einer Kalzifikation der Infarktbezirke mit umgebender periostaler Reaktion. Betroffen sind Dia- und Metaphyse, die Epiphyse weist keine Veränderungen auf.

Zum Ausschluß anderer Erkrankungsursachen ist es bei entsprechend belasteten Personen ratsam, vor Erteilung der Tauchtauglichkeit Röntgenaufnahmen des Oberarm- oder Hüftkopfes anzufertigen, eine später geltend gemachte Berufsschädigung läßt sich damit besser nachvollziehen bzw. widerlegen.

Hauptlokalisation

Bei Tauchern ist in mehr als 50% der Oberarmkopf, der in ca. 20% der distale Femur und in etwa 10% der Hüftkopf betroffen, während bei reinen Caissonarbeitern bevorzugt der Hüftkopf befallen wird. Im Bereich des Hüftkopfes ist auch am ehesten mit dem Auftreten subjektiver Symptome zu rechnen. Diese treten ohne nachweisbaren Caissonunfall frühestens nach 5 – 7 Jahren auf, können sich aber nach einem schweren Caissontrauma schon nach Monaten manifestieren.

Eine röntgenologische Einteilung läßt sich am bestem am Oberarm oder Oberschenkelkopf treffen (Abb. **18**):

Grad I: kaum sichtbare subchondrale Sklerose mit Demineralisierung der Umgebung;
Grad II: einzelne, scharf begrenzte Zysten mit sklerotischem Saum, Verdichtungsherde wie bei Morbus Paget, „Schneekoppe";
Grad III: multiple Zysten bei ausgedehnten Knocheninfarkten und große Skleroseherde, die bis in die Diaphyse reichen können;
Grad IV: neben großen Skleroseherden Auftreten von sekundären Gelenksveränderungen im Sinne einer Arthrosis deformans.

Alle angeführten Spätschäden der Caissonkrankheit sind weitgehend vermeidbar, wenn die Nullzeit nicht überschritten wird, erforder-

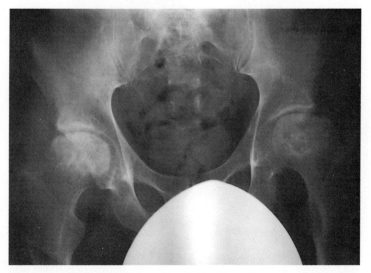

Abb. **18** 35 jähriger Berufstaucher. Beidseitige schwere aseptische Knochennekrose nach mehreren Caissonunfällen.

liche Austauchpausen eingehalten werden oder bei einem eingetretenen Unfall, sei er auch noch so leichter Art, eine richtige und konsequente Therapie eingeleitet wird.

Therapie der Caissonkrankheit und der Luftembolie

Sowohl bei der Caissonkrankheit als auch bei der Luftembolie durch Lungenriß ist ein gemeinsamer auslösender Faktor vorhanden, das Auftreten von Luftblasen im Gewebe. In beiden Fällen gilt es, die aufgetretenen Luftblasen unter Druck wieder in Lösung zu bringen und die

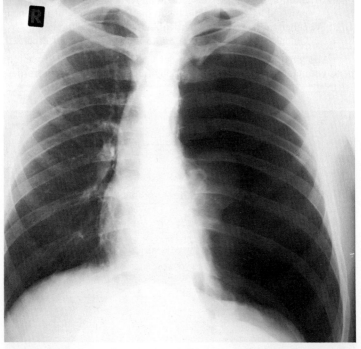

Abb. **19** 18jähr. Sporttaucher. Nach einem Wintertauchgang Panikaufstieg aus 8 m Tiefe. **a** Spannungspneumothorax links. **b** Zwei Tage später weiterhin bestehender Pneumothorax nach mangelhafter Versorgung, dann Zuverlegung.

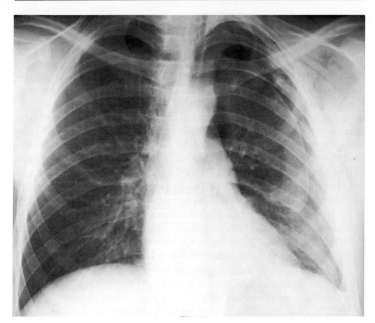

Abb. **19 b**

Hypoxie bzw. die daraus resultierenden Folgeerscheinungen so klein wie möglich zu halten. Als einzige wirksame Therapie hat sich heute die Druckkammerbehandlung durchgesetzt. Um eine schnelle Druckkammertherapie einzuleiten, ist es auch für den in der Druckkammertherapie nicht erfahrenen Arzt erforderlich, gezielte Erstmaßnahmen einzuleiten und den Rettungsweg zur nächsten Druckkammer zu organisieren. Ein Verzeichnis der in der Bundesrepublik Deutschland, in Österreich und der Schweiz vorhandenen und im Bedarfsfall z. Z. einsatzbereiten Druckkammern ist auf S. 136 – 137 zu finden.

Von einer Druckkammertherapie ausgenommen ist lediglich ein Pneumothorax ohne Hinweise für eine begleitende Luftembolie (Abb. **19 a, b**).

Bei diesem verhältnismäßig selten isoliert auftretenden Krankheitsbild besteht die Therapie zunächst in der Lagerung auf die betroffene Seite, dann im Legen einer entlastenden Thoraxdrainage (Bülau-Drainage) sowie der anschließenden Intensivüberwachung.

Sonst ist bei jedem Tauchunfall, der nicht eindeutig auf andere Ursachen zurückgeführt werden kann, solange von einer Caissonkrankheit bzw. einer Luftembolie auszugehen, bis das Gegenteil bewiesen ist.

Da das Erkrankungsbild sehr vielgestaltig sein kann, müssen auch unklare Symptome, die nicht zu den bisher beschriebenen Erscheinungen passen, zunächst unter diesem Gesichtspunkt gewürdigt werden.

Schwere und Latenz bis zum Auftreten erster Symptome sind korreliert: Bei einer Luftembolie durch Lungenriß tritt die Symptomatik immer unmittelbar nach dem Auftauchen ein; nach einem freien Intervall von einigen Sekunden bis zu maximal 5 Minuten manifestiert sich der emoblische Verschluß. Bei Caissonunfällen treten, ebenfalls in Abhängigkeit von der Schwere des Dekompressionstraumas, in ca. 50% der Fälle die ersten Anzeichen innerhalb 1 Stunde auf. Unklare Symptome, deren gesichertes Auftreten erst nach 12 Stunden und mehr erfolgt, können nicht mehr einer Caissonkrankheit zugeordnet werden.

In Abhängigkeit von der Ursache (Lungenriß oder Caissonunfall) und vom zeitlichen Auftreten erster Symptome besteht eine unterschiedliche Dringlichkeit der Druckkammertherapie. Bei Luftembolie durch Lungenriß ist die Druckkammertherapie dringlichst; beim Auftreten von leichten Taucherflöhen genügt unter Umständen der Transport in die Nähe einer Druckkammer, um die weitere Entwicklung abzuwarten.

Grundsätzlich ist jedoch bei allen Fällen eine gezielte Ersttherapie einzuleiten, wobei der Erhaltung der Vitalfunktionen immer Vorrang vor dem Druckkammertransport eingeräumt werden muß.

Die Lagerung erfolgt je nach Schweregrad der Erkrankung, meist jedoch in Rückenlage mit leicht erhöhtem Oberkörper. Wenn möglich, soll intermittierend reiner Sauerstoff zugeführt werden, um die durch Hypoxie entstehenden Nekrosen in Grenzen zu halten und die Stickstoffausscheidung zu beschleunigen. die Infusion von Plaxmaexpandern vergrößert das zirkulierende Volumen und trägt zur beschleunigten Gasausscheidung bei, außerdem wird der schockbedingte Plasmaverlust vermindert. Als Ultima ratio bietet sich – jedoch nur bei klarem Bewußtsein – die orale Flüssigkeitszufuhr an. Zur Verhinderung einer erhöhten Gerinnungsneigung und zur Verbesserung der rheologischen Eigenschaften wird die Gabe von niedermolekularen Dextran, Liquemin oder, wenn beides nicht zur Verfügung steht, Acetylsalicylsäure empfohlen. Sowohl Lagerung als auch Transport müssen schonend erfolgen; jede unnötige Erschütterung begünstigt das Auftreten weiterer Luftembolien (Sprudelwassereffekt).

Zur Prophylaxe und Therapie eines im Gefolge der Luftblasensammlung im Zentralnervensystem auftretenden Hirnödems empfiehlt sich die Gabe von Hydromedin, Sorbit usw. Die Zufuhr von Sauerstoff wirkt ebenfalls antiödematös. Die Gabe von Corticosteroiden ist umstritten; bei einer später erfolgenden Druckkammertherapie mit Sauerstoffatmung unter Überdruck wird dadurch die Krampfschwelle gesenkt. Es empfiehlt sich deshalb, Corticosteroide erst in der Druckkammer auf den niederen Austauchstufen 9, 6 und 3 m zu verabreichen.

Die Gabe von Schmerzmitteln und Sedativa ist abzuwägen; sie können das Krankheitsbild verschleiern und Besserung bzw. Symptomfreiheit vortäuschen.

All die genannten Maßnahmen können bestenfalls unterstützenden Charakter haben, eine wirkungsvolle Therapie ist ausschließlich in der Druckkammer zu erzielen. In diesem Zusammenhang muß auch vor der „nassen Rekompression" gewarnt werden, d.h. den Taucher beim Auftreten von Symptomen mit einem neuen Tauchgerät wieder auf Tiefe zu schicken, um unter Wasserüberdruck eine Lösung der aufgetretenen Gasblasen zu erzielen. Lediglich, wenn Auftauchstufen und Zeiten nicht eingehalten wurden und *keine* Symptome vorliegen, kann der Taucher sofort mit neuem Gerät abtauchen, dabei sollte eine Oberflächenzeit zwischen einer bis drei Minuten nicht überschritten werden. Tauchtiefe ist dann etwa die Hälfte des ursprünglichen maximalen Druckes. Von dort kann dann entsprechend Tabelle oder Computer ausgetaucht werden. Eine ebenfalls ausreichend mit Luft versehene Begleitperson ist obligatorisch. Dieses Verfahren sollte nur als Ultima ratio angewendet werden.

Beim Transport in der Druckkammer muß gesichert sein, daß die Vitalfunktionen aufrechterhalten werden können. Der Transport mit dem Rettungsfahrzeug muß möglichst erschütterungsfrei erfolgen, ein langsamerer Transport mit entsprechendem Zeitverlust ist leichter in Kauf zu nehmen als die durch einen raschen Transport zusätzlich auftretenden Gasembolien. Als schnelles und trotzdem erschütterungsfreies Transportmittel bietet sich der Hubschrauber oder das Flugzeug an. Dabei muß der Transport jedoch in einer Druckkabine bzw. in einer Flughöhe von maximal 300 m erfolgen, weil sonst eine zusätzliche Druckentlastung durch abnehmenden Luftdruck erfolgt, die ein weiteres Auftreten von Gasblasen begünstigt.

Die besten Voraussetzungen für eine völlige Wiederherstellung werden geschaffen, wenn bereits am Unfallort mit der Druckkammerbehandlung begonnen werden kann. Dies ist dann möglich, wenn eine transportable Ein- oder Zweimannkammer am Unglücksort zur Verfügung steht; diese Kammern können über den Luftrettungsweg angefordert werden.

Tauchbehandlungskammern (Ein-/Zweipersonenkammer)

Die BG-Richtlinien schreiben bisher vor, daß auch in Transportkammern ein Überdruck von 5 bar erreicht werden muß, dies bedeutet eine therapeutische Druckbehandlung. In Transportkammern ist eine O_2-Atmung verboten, damit wird jedoch das beste Therapeutikum, nämlich die O_2-Atmung unter Überdruck, nicht ermöglicht.

Folgende Behandlungsprinzipien haben sich bewährt: Ein leichter Dekompressionsunfall (Typ I) kann ggf. in einer Einmanntransportkammer mit einem Überdruck von 3 bar behandelt werden. Da die deutschen Vorschriften im Ausland nicht gelten, soll, wenn die Möglichkeit besteht, über eine Maske dem Verunfallten Sauerstoff im Überdruck zugeführt werden. Die Behandlung in der Einmannkammer ist heute umstritten, deswegen wird bei leichteren Unfällen des Typ I ein schnellstmöglicher Transport zur Mehrmannbehandlungskammer empfohlen. Dem Verunfallten sollte möglichst initial Flüssigkeit zugeführt werden (mindestens 1/2 l Wasser), bis zu 1 g Aspirin gegeben und Sauerstoff über eine Maskenatmung verabreicht werden. Alle schwereren Unfälle von Typ II müssen entweder in der Zweimann- oder Mehrplatzbehandlungskammer therapiert werden. Dabei steht die Behandlung auf folgenden 4 Säulen:

– Rekompression,
– hyperbare Oxygenation,
– Infusionstherapie,
– Verabreichen von erforderlichen Medikamenten.

Dies kann bereits in der Zweipersonentransportkammer geschehen. Somit kann hier bereits vor Erreichen einer stationären Kammer mit der Therapie begonnen werden, die dann in der stationären Kammer im Beisein eines Taucherarztes fortgeführt und abgeschlossen werden kann. Wenn möglich, soll der Transportdruck 50 m Wassertiefe betragen, wenn keine O_2-Atmung möglich ist, ansonsten 18 m Wassertiefe, wenn überwachte O_2-Atmung durchgeführt werden kann.

Bereits zu Beginn eines Druckkammertransportes bzw. einer Druckkammertherapie muß ein Protokoll geführt werden, in dem die Umstände des Tauchunfalles, der Beginn der Kammerschleusung und etwaige Zwischenfälle sowie Befindlichkeitsänderungen des Verunfallten regelmäßig aufgezeichnet werden.

Die Einmannkammern sind in den letzten Jahren zunehmend in Kritik geraten, weil bei Notfällen keine Zugriffsmöglichkeit besteht, ein wirksamer Behandlungsdruck von 6 bar nicht erreicht wird und eine HBO-Therapie, zumindest in Deutschland, nicht möglich ist. Die Tendenz zur Zweimannkammer als Transport- und Behandlungskammer hat daher trotz einiger Nachteile wie hoher Kosten, schlechterer Transportmöglichkeit usw. zugenommen. Steht keine Zwei- oder Mehrplatzkammer initial zur Verfügung, so soll der Transport bis zur Kammer unter Gabe von reinem O_2 erfolgen. Der O_2-Partialdruck von 1 bar entspricht einer Therapietiefe von 5 bar! Damit wird eine bessere Osygenation der Gewebe und ein schnellerer Abbau der Gasblasen erzielt.

Aufbau einer Druckkammer

Jede Druckkammer besteht aus einem kugelförmigen oder zylindrischen Stahlbehälter, der mit einer kreisrunden, auch unter Überdruck völlig luftdichten Tür abgeschlossen ist. Die Türgewinde sind so ausgelegt, daß eine transportable Kammer ohne Druckverlust an eine große stationäre Kammer angeschlossen werden kann. Die Druckluftzufuhr erfolgt entweder über außen an der Kammer angebrachte Luftvorratsflaschen oder durch einen angeschlossenen Kompressor. Die verbrauchte Luft wird über ein gesondertes Ventil, das meist gleichzeitig als Druckhalteventil dient, nach außen abgegeben. Außerdem besitzen Druckkammern ein oder mehrere Sichtfenster, eine Sprechverbindung sowie große Kammern eine Medikamentenschleuse (Abb. **20**).

Der weiterbehandelnde Taucherarzt muß über die Umstände des Tauchunfalls möglichst genau informiert werden. Daher sollen Tauchzeit, Tiefe, evtl. eingehaltene Dekompressionspausen, Latenzzeit bis zum Eintreten erster Symptome, Schwere der Symptomatik und bisher eingeleitete Therapie festgehalten werden. Die Eigenanamnese des verunglückten Tauchers ist dabei kritisch zu würdigen, oft besteht eine Dissimulationstendenz.

Je früher eine endgültige Druckkammertherapie erfolgt, um so günstiger sind die Aussichten einer völligen Wiederherstellung, wobei auch bei Tauchunfällen, die bereits Stunden oder Tage zurückliegen, eine Besserung durch Druckkammertherapie möglich ist.

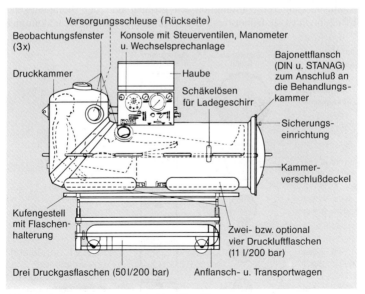

Abb. **20** Aufbau einer transportablen Druckkammer

Prinzipien der Druckkammertherapie

Entsprechend dem Boyle-Mariotte-Gesetz wird das Volumen eines Gases umgekehrt proportional der Druckzunahme reduziert, bei einem Druck von 2 bar wird ein ursprünglich vorhandenes Volumen auf die Hälfte reduziert. Der Durchmesser einer in Blutgefäßen auftretenden kugeligen Gasblase verändert sich jedoch nach der Formel:

$$r = \frac{1}{\sqrt{n}}$$

r = Gasblasenradius, n = Gesamtdruck in bar

Damit errechnet sich bei einem Druck von 2 bar ein Durchmesser von 0,71, wenn der anfängliche Durchmesser unter Normalbedingungen mit 1, 0 angenommen wird (Abb. 21).

Im angeführten Beispiel läßt sich zeigen, daß bei einem Druck von 4 bar eine Verringerung des Durchmessers auf 0,5 erfolgt, bei 6 bar ist der Durchmesser auf 0,41 reduziert. Eine weitere wirkungsvolle Verringerung des Gasblasendurchmessers läßt sich auch bei sehr hohen Drücken nicht mehr erzielen (bei 11 bar = 100 m Wassertiefe Reduktion auf 0,30), daher erfolgt die Druckkammertherapie normalerweise immer mit einem Anfangsdruck zwischen 4 und 6 bar, in leichten Fällen genügen gelegentlich auch geringere Druckstufen, da die relative Radiusverkleinerung anfänglich am größten und der therapeutische Effekt hoch ist. Je früher die Blasenverkleinerung in der Druckkammer

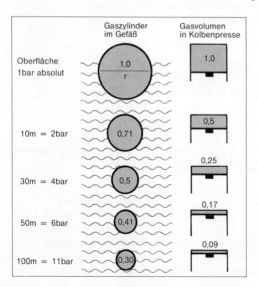

Abb. **21** Änderung des Gasblasendurchmessers unter steigendem Überdruck.

geschieht, umso geringer ist die Gefahr, daß die Blase „organisiert". Je länger die Blase existiert, umso mehr kommt es zur Reaktion mit Blutbestandteilen. Die Blasenoberfläche reagiert mit Thrombozyten und Fibrin und wird so stabil. Damit wird der Druckkammer- und HBO-Therapiemöglichkeit wesentlich verschlechtert.

Neuere Untersuchungen haben gezeigt, daß Gasblasen häufiger in abgerundeter Zylinderform vorliegen. Bei der Rekompression werden diese Gasblasen zunächst entlang der Längsachse komprimiert. Erst wenn dann Kugelform erreicht ist und der Gasblasenradius weiter verkleinert wird, kann die Blase in weiter periphere Abschnitte transportiert werden, der hypoxische Schaden wird vermindert. Kleine Gasblasen können dort entweder resorbiert oder wieder aus dem Kapillarbrett über den venösen Blutstrom an die Lunge gelangen und dort abgeatmet werden.

Nach dem Gasgesetz von Henry gehen Gasblasen unter Überdruck verstärkt in physikalische Lösung. Damit wird der Stickstoff nicht nur durch Verminderung des Gasblasendurchmessers eliminiert, sondern er geht verstärkt im Gewebe in Lösung und kann, wenn entsprechende Schleusungszeiten in der Druckkammer durchlaufen werden, bei der langsamen Druckreduktion durch die Atmung ebenfalls verstärkt abgegeben werden.

Die Auflösung der Blase ist abhängig von dem N_2-Druckgradienten zwischen Blase und Umgebung. Nach einer Überdruckbehandlung mit normaler Luft erfolgt zunächst ein verstärkter, später ein sich immer mehr verringernder Stickstofftransport aus der Gasblase, da durch die Rekompression der N_2-Partialdruck der Umgebung ansteigt. Die Druckdifferenz reduziert sich letztlich bis auf die Höhe des O_2-Partialdruckes, da die Gasblase kaum O_2 enthält.

Wird nun der O_2-Anteil unter Rekompression erhöht, bzw. 100% Sauerstoff geatmet, findet keine Stickstoffaufnahme mehr im Organismus statt. Damit erhöht sich die Partialdruckdifferenz zwischen Blase und Umgebung und führt so zu beschleunigtem Abbau des in der Blase befindlichen Stickstoffes.

Daher stellt heute die intermittierende Atmung von reinem Sauerstoff unter Überdruck ein wesentliches Prinzip der Druckkammertherapie dar (HBO-Therapie).

In der Druckkammertherapie gibt es zwischenzeitlich verschiedene, teils divergierende Ansichten, so daß die nähere Erörterung der verschiedenen Therapieansätze der Spezialliteratur vorbehalten bleibt. Generell scheint die Behandlungstabelle der US-Navy dem derzeitigen Wissensstand der Therapie am weitesten zu entsprechen. Haupttherapieansatz bei der Dekompressionskrankheit ist eine hohe O_2-Sättigung, wobei der initiale Druckanstieg in der Kammer etwa 10 m/min betragen soll. Dann wird intermittierend über etwa 1 1/2 bis 2 Stunden jeweils 20 Min. HBO-Therapie im Wechsel mit 5 Min. Normalluft auf einer Tiefe von 18 m

98 Druckbedingte Taucherkrankheiten

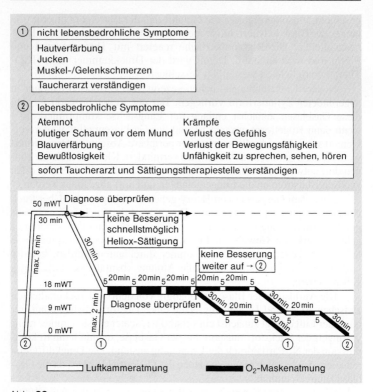

Abb. **22**

durchgeführt. Bei der Gasembolie (oder Verdacht darauf) bzw. schwerster Dekokrankheit erfolgt eine rasche Kompression innerhalb von 2 Minuten auf 50 m (6 bar), dortige Verweildauer mindestens 30 Minuten, anschließend ebenfalls stufenweise Dekomprimieren und intermittierend HBO/Normalluft.

Eine Modifizierung der US-Navy-Tabelle wurde von I. Holthaus angegeben (Abb. **22**).

Erläuterungen zur Druckkammerbehandlung

1. Jede unklare, nicht eindeutig auf andere Ursachen zurückzuführende Symptomatik muß nach der Behandlungstabelle therapiert werden. Abweichende Entscheidungen sind einem ausgebildeten Taucharzt zu überlassen.

Therapie der Caissonkrankheit und der Luftembolie

2. Wenn noch keine Zeichen einer schweren Krankheit vorliegen, soll der Verunglückte vor der Druckkammertherapie sorgfältig ärztlich untersucht werden, das Untersuchungsergebnis ist schriftlich zu dokumentieren.

3. Die Abstiegsgeschwindigkeit beträgt normalerweise 10 m/min und kann in schweren Fällen gesteigert werden. Nehmen die Beschwerden beim Abstieg zu, so muß die Abstiegsgeschwindigkeit so gewählt werden, wie es der Patient toleriert.

4. Die erforderliche Druckstufe muß exakt eingehalten werden, die maximal zulässige Tiefe von 50 m = 6 bar darf nur in Sonderfällen überschritten werden. Druck und Zeit, bei denen die Symptome verschwinden, sollen festgehalten werden.

5. Die Aufstiegsgeschwindigkeit zwischen den einzelnen Stufen beträgt jeweils 30 Minuten, sie ist in den Behandlungszeiten nicht enthalten und wird gesondert festgehalten.

6. Während der Therapie soll eine regelmäßige Untersuchung erfolgen, vor allem beim Erreichen der Maximaltiefe muß der Patient auf Beschwerdefreiheit bzw. Restsymptome hin untersucht werden, und ggf. muß eine andere Zeile gewählt werden. Vor Beginn des Aufstiegs muß eine nochmalige Untersuchung erfolgen.

7. Der Patient darf bei einer Tiefenänderung nicht schlafen; auch bei langdauernden Behandlungen dürfen auf einer Stufe nicht mehr als 2 Stunden im Schlaf verbracht werden, da die Beschwerden im Schlaf wieder auftreten können. Auf der letzten Stufe in 3 m ist eine erneute Untersuchung erforderlich.

8. Wenn die Beschwerden bei der Ausschleusung zunehmen, ist eine erneute Drucksteigerung erforderlich, bis die Beschwerden wieder verschwinden (Mindesttiefe 18 m, Maximaltiefe 50 m).

9. Bei einem Rückfall im Anschluß an eine zunächst erfolgreiche Behandlung ist eine erneute Kammertherapie notwendig, und der Druck wird so lange erhöht, bis die Beschwerden verschwinden.

10. Bei Sauerstoffatmung muß verstärkt auf eine ausreichende Kammerspülung geachtet werden (Brandgefahr). Bei Anzeichen einer Sauerstoffvergiftung muß die Sauerstoffzufuhr unterbrochen und nach der entsprechenden Zeile ohne Sauerstoffzufuhr weiterbehandelt werden.

11. Nach Beendigung der Druckkammerbehandlung muß der Patient mindestens 6 Stunden in Kammernähe bleiben bzw. 12 Stunden, wenn kein rascher Rücktransport möglich ist. Die spätere Tauchtauglichkeit kann erst nach einer eingehenden Untersuchung, bei vorausgegangener ZNS-Symptomatik mit zusätzlicher Durchführung eines EEG wieder erteilt werden, wenn keinerlei Restbeschwerden objektivierbar sind.

Caissonkrankheit unter besonderen Bedingungen

Caissonunfälle ereignen sich besonders häufig, wenn zwei oder mehrere Tauchgänge innerhalb kurzer Zeit durchgeführt werden. Selbst wenn jeder dieser Tauchgänge für sich innerhalb der Nullzeit erfolgt ist, kommt es wegen der geringen Pause zwischen zwei Tauchgängen zu einem Kumulationseffekt des Stickstoffs im Gewebe.
Genaue Werte sind den neuen Austauchtabellen Deko 92 (M. Hahn) zu entnehmen. Dabei wurde eine Tabelle für Tauchgänge in Gewässern zwischen 0 – 750 m NN (Abb. **23 a**), die zweite Tabelle für Tauchgänge in Höhen über 700 – 1500 m NN (Abb. **23 b**) berechnet. Beide Tabellen tragen den neuen Erkenntnissen der Caissonforschung Rechnung. Die Scubapro-Computer beinhalten auf der Grundlage der von Hahn erstellten Tabellen Tauchgangsprofile von 0 – 3500 m über NN. Grundlage der Tabellen ist die Berechnung des aufstiegsabhängigen Ausperlens von Mikrobläschen und die damit einhergehende mögliche Blockierung der alveolären Atmung. Während man bisher davon ausging, daß bei sog. Repetitivtauchgängen, also mehreren Tauchgängen am Tag, bei einem zeitlichen Abstand von mehr als zwölf Stunden keine relevante Stickstoffübersättigung im Organismus mehr vorhanden ist und der zweite Tauchgang ohne Berücksichtigung des ersten Tauchganges durchgeführt werden kann, weiß man heute, daß einige zunächst unerklärliche Tauchunfälle auf das Auftreten von Mikrobläschen zurückzuführen sind, bei denen die bisherigen Tabellen oder Computer noch keine Austauchpausen erforderten.

Caissonkrankheit unter besonderen Bedingungen

Tauchtiefe 9 m (Wiederholungsgruppe 415')

Grundzeit (min)	Dekopausen 6	Dekopausen 3	Wiederholungsgr.
25			B
50			D
75			E
100			F

Tauchtiefe 12 m (142')

Grundzeit	6	3	WH
18			B
36			D
54			E
72			F
90			G

Tauchtiefe 15 m (72')

Grundzeit	6	3	WH
16			C
32			E
48			F
64			F
80		3	G

Tauchtiefe 18 m (44')

Grundzeit	6	3	WH
10			B
20			D
30			E
40			F
50		2	F
60		6	G
70		11	G
80		16	G

Tauchtiefe 21 m (31')

Grundzeit	6	3	WH
6			B
12			C
18			D
24			E
30			E
36		3	F
42		5	F
48		9	G
54		12	G
60		16	G

Tauchtiefe 24 m (23')

Grundzeit	6	3	WH
5			B
10			C
15			D
20			E
25		1	E
30		4	F
35		7	F
40		10	F
45	2	13	G
50	3	16	G
55	5	19	G

Tauchtiefe 27 m (18')

Grundzeit	9	6	3	WH
5				B
10				C
15				D
20			1	E
25			4	F
30			8	F
35		2	11	G
40		4	14	G
45		6	18	G
50		9	20	G

Tauchtiefe 30 m (14')

Grundzeit	9	6	3	WH
6				B
10				D
14				D
18			2	E
22			5	F
26		1	8	F
30		3	10	F
33		5	12	G
36		6	14	G
39	1	7	17	G
42	1	9	19	G

Tauchtiefe 33 m (12')

Grundzeit	9	6	3	WH
6				C
10				D
14			1	E
18			4	E
21		1	7	F
24		3	8	F
27		4	11	F
30	1	6	13	G
33	2	6	16	G
36	3	8	18	G

Tauchtiefe 36 m (10')

Grundzeit	9	6	3	WH
6				C
10				D
14			3	E
18		1	6	F
21		3	8	F
24	1	4	11	F
27	2	6	13	G
30	3	7	16	G
33	4	9	19	G

Tauchtiefe 39 m (8')

Grundzeit	12	9	6	3	WH
6					C
10				1	D
14			1	4	E
18			3	7	F
21		1	4	10	F
24		3	6	12	G
26		4	6	15	G
28		4	8	17	G

Tauchtiefe 42 m (7')

Grundzeit	12	9	6	3	WH
6					C
9				1	D
12			1	4	E
15			3	6	F
18		1	4	9	F
20		2	5	11	F
22		3	6	13	G
24	1	4	7	15	G

Tauchtiefe 45 m (6')

Grundzeit	12	9	6	3	WH
6					D
8				1	D
10				3	E
12			2	4	E
14			3	7	F
16		1	4	9	F
18		2	5	11	F
20	1	3	6	13	G
22	1	4	7	15	G

Tauchtiefe 48 m (5')

Grundzeit	12	9	6	3	WH
6				1	D
8				2	E
10			1	4	E
12			3	6	F
14		1	4	7	F
16		3	4	10	F
18	1	3	6	12	G
20	2	4	7	15	G

Tauchtiefe 51 m (4')

Grundzeit	12	9	6	3	WH
6				1	D
8				3	E
10			2	5	E
12		1	3	7	F
14		3	4	9	F
16	1	3	6	11	G
18	2	4	7	14	G

0 - 700 m ü. N.N.
Aufstiegsgeschwindigkeit 10m/min

Abb. 23 a Austauchtabellen nach M. Hahn (1992); DECO 92

Druckbedingte Taucherkrankheiten

Tauchtiefe (m)	Grundzeit (min)	\	\	Dekopausen	\	\	Wiederholungsgr.
		15	12	9	6	3	
54	6					2	D
	8				1	4	E
	10			1	2	6	E
4'	12			2	4	8	F
	14	1	3	5	10		F
	16	2	4	6	13		G

Tauchtiefe (m)	Grundzeit (min)			Dekopausen			Wiederholungsgr.
		15	12	9	6	3	
60	6				1	3	E
	8				1	2	5	E
	10			2	4	7	F
3'	12		2	2	5	11	F
	13		2	3	6	12	G
	14	1	2	4	6	14	G

57	6					2	D
	8				2	4	E
	10			1	3	7	F
3'	12		1	2	4	10	F
	14		2	3	6	12	G
	16	1	2	4	7	15	G

63	6				1	4	E
	8			1	3	6	F
	10		1	2	4	9	F
2'	11		2	2	5	10	F
	12	1	2	3	6	12	G
	13	1	2	4	6	14	G

Tabelle für Oberflächenpausen und Wiederholungstauchgänge

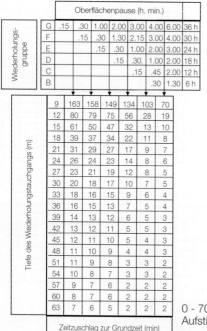

0 - 700 m ü. N.N.
Aufstiegsgeschwindigkeit 10m/min

Abb. **23 a** (Fortsetzung)

Caissonkrankheit unter besonderen Bedingungen

Tauchtiefe (m) / Nullzeit (min)	Grundzeit (min)	Dekopausen 6	Dekopausen 3	Wiederholungsgr.
9	25			B
	50			D
	75			E
314'	100			F

Tauchtiefe (m) / Nullzeit (min)	Grundzeit (min)	Dekopausen 6	Dekopausen 3	Wiederholungsgr.
12	18			B
	36			D
	54			E
116'	72			F
	90			G

Tauchtiefe (m) / Nullzeit (min)	Grundzeit (min)	Dekopausen 6	Dekopausen 3	Wiederholungsgr.
15	16			C
	32			E
	48			F
61'	64		1	F
	80		7	G

Tauchtiefe (m) / Nullzeit (min)	Grundzeit (min)	Dekopausen 6	Dekopausen 3	Wiederholungsgr.
18	10			B
	20			D
	30			E
39'	40		1	F
	50		5	F
	60		10	G
	70		16	G
	80		23	G

Tauchtiefe (m) / Nullzeit (min)	Grundzeit (min)	Dekopausen 6	Dekopausen 3	Wiederholungsgr.
21	6			B
	12			C
	18			D
27'	24			E
	30		1	E
	36		4	F
	42		8	F
	48		12	G
	54		17	G
	60	2	20	G

Tauchtiefe (m) / Nullzeit (min)	Grundzeit (min)	Dekopausen 6	Dekopausen 3	Wiederholungsgr.
24	5			B
	10			C
	15			D
20'	20			E
	25		2	E
	30		6	F
	35		10	F
	40	1	13	F
	45	3	17	G
	50	5	20	G
	55	7	25	G

Tauchtiefe (m) / Nullzeit (min)	Grundzeit (min)	Dekopausen 9	Dekopausen 6	Dekopausen 3	Wiederholungsgr.
27	5				B
	10				C
	15				D
16'	20			2	E
	25			6	F
	30		1	10	F
	35		3	14	G
	40		6	17	G
	45		8	22	G
	50	1	10	27	G

Tauchtiefe (m) / Nullzeit (min)	Grundzeit (min)	Dekopausen 9	Dekopausen 6	Dekopausen 3	Wiederholungsgr.
30	6				B
	10				D
	14			1	D
13'	18			3	E
	22			7	F
	26		2	10	F
	30		4	13	F
	33		6	16	G
	36	1	7	19	G
	39	1	9	21	G
	42	2	10	25	G

Tauchtiefe (m) / Nullzeit (min)	Grundzeit (min)	Dekopausen 9	Dekopausen 6	Dekopausen 3	Wiederholungsgr.
33	6				C
	10				D
	14			2	E
11'	18			6	E
	21		2	8	F
	24		4	10	F
	27		6	13	F
	30	1	7	16	G
	33	2	9	19	G
	36	4	9	24	G

Tauchtiefe (m) / Nullzeit (min)	Grundzeit (min)	Dekopausen 9	Dekopausen 6	Dekopausen 3	Wiederholungsgr.
36	6				C
	10			1	D
	14			4	E
9'	18		2	7	F
	21		4	10	F
	24	1	6	13	F
	27	3	6	17	G
	30	4	8	20	G
	33	5	10	25	G

Tauchtiefe (m) / Nullzeit (min)	Grundzeit (min)	Dekopausen 12	Dekopausen 9	Dekopausen 6	Dekopausen 3	Wiederholungsgr.
39	6					C
	10				1	D
	14			1	5	E
7'	18			4	9	F
	21		2	5	12	F
	24		3	7	16	G
	26		4	8	19	G
	28	1	4	10	21	G

Tauchtiefe (m) / Nullzeit (min)	Grundzeit (min)	Dekopausen 12	Dekopausen 9	Dekopausen 6	Dekopausen 3	Wiederholungsgr.
42	6					C
	9				1	D
	12			2	4	E
6'	15			3	7	F
	18		2	4	11	F
	20		3	6	13	F
	22		4	7	16	G
	24	1	4	8	19	G

Tauchtiefe (m) / Nullzeit (min)	Grundzeit (min)	Dekopausen 12	Dekopausen 9	Dekopausen 6	Dekopausen 3	Wiederholungsgr.
45	6				1	D
	8				2	D
	10				4	E
5'	12			2	6	E
	14		1	3	8	F
	16		2	4	10	F
	18		3	6	13	F
	20	1	4	7	16	G
	22	2	4	8	20	G

Tauchtiefe (m) / Nullzeit (min)	Grundzeit (min)	Dekopausen 12	Dekopausen 9	Dekopausen 6	Dekopausen 3	Wiederholungsgr.
48	6				1	D
	8				2	E
	10			1	5	E
4'	12			3	7	F
	14		2	4	9	F
	16		3	5	12	F
	18	1	3	6	16	G
	20	2	4	9	19	G

Tauchtiefe (m) / Nullzeit (min)	Grundzeit (min)	Dekopausen 12	Dekopausen 9	Dekopausen 6	Dekopausen 3	Wiederholungsgr.
51	6				1	D
	8				4	E
	10			2	6	E
4'	12		1	4	8	F
	14		3	4	11	F
	16	1	4	6	14	G
	18	3	4	7	19	G

701 - 1500 m ü. N.N.
Aufstiegsgeschwindigkeit 10m/min

Abb. **23 b**   Austauchtabellen nach M. Hahn (1992); DECO 92

Druckbedingte Taucherkrankheiten

Tauchtiefe (m) Nullzeit (min)	Grundzeit (min)	Dekopausen 15	12	9	6	3	Wiederholungsgr.
54	6					2	D
	8				1	4	E
3'	10				1	2	7	E
	12			2	4	10	F
	14		1	3	6	13	F
	16		3	3	7	17	G

Tauchtiefe (m) Nullzeit (min)	Grundzeit (min)	15	12	9	6	3	Wiederholungsgr.
60	6					4	E
	8				1	2	6	E
	10				2	4	9	F
2'	12			2	3	5	13	F
	13			2	4	6	15	G
	14		1	2	4	7	17	G

57	6					3	D
	8					2	5	E
	10				1	4	7	F
2'	12		1	2	5	11	F
	14		2	4	6	15	G
	16	1	3	4	9	19	G

63	6					1	4	E
	8				1	3	7	F
	10			1	2	5	10	F
1'	11		2	3	5	12	F
	12	1	2	3	7	14	G
	13	1	2	4	7	17	G

Tabelle für Oberflächenpausen und Wiederholungstauchgänge

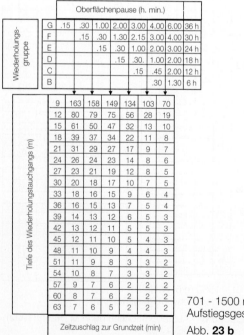

701 - 1500 m ü. N.N.
Aufstiegsgeschwindigkeit 10m/min
Abb. **23 b**   (Fortsetzung)

Erste Hilfe bei schweren Tauchunfällen

Die Behandlung in der Druckkammer stellt nach einem Tauchunfall das letzte Glied in der Behandlungskette dar. Für die Erste Hilfe am Tauchplatz ist es zunächst von untergeordneter Bedeutung, welche Umstände einen lebensbedrohenden Zustand herbeigeführt haben und welcher therapeutische Weg später einzuschlagen ist.

Entscheidend ist die sofortige Bergung aus dem Wasser und das Aufrechterhalten bzw. Wiederherstellen der Vitalfunktionen innerhalb der für das Zentralnervensystem noch tolerablen Zeitgrenze, bei Herz-Atem-Stillstand also innerhalb 3 – 4 Minuten. Diese Eile ist bei Caissonunfällen praktisch nie erforderlich, da die Symptomatik immer erst nach einer gewissen Latenzzeit manifest wird.

Bergung aus dem Wasser

Die Ursache einer unter Wasser auftretenden Bewußtlosigkeit ist anfänglich unerheblich. Eine plötzlich und ohne vorherige Panikanzeichen eintretende Bewußtlosigkeit ist selten, eine erfolgreiche Therapie kann selten durchgeführt werden, da es sich fast immer um einen vom Tauchen unabhängigen Krankheitsverlauf handelt (akutes Herzversagen bei Infarkt usw.).

In den meisten Fällen von drohendem Bewußtseinsverlust mit anschließender Gefahr des Ertrinkungstodes kann der Mittauchende rechtzeitig helfend eingreifen, wenn er seinen in Gefahr befindlichen Partner zum Auftauchen veranlaßt und ihm dabei Hilfestellung leistet. Dabei ist abzuwägen, ob die der Bewußtlosigkeit vorausgehende Panik beim Höhertauchen abklingt und wieder unter Kontrolle gebracht werden kann oder das Risiko eines Dekompressionsunfalls bzw. Lungenrisses in Kauf genommen werden muß.

Ist jedoch eine Panikreaktion mit nachfolgendem Bewußtseinsverlust nicht mehr abzuwenden, so darf sich der mittauchende Partner nicht zu sehr nähern, um sich durch einen reflektorischen Griff des Verunglückten nicht selbst zu gefährden. Um den Verunglückten so schnell wie möglich zur Wasseroberfläche transportieren zu können, wird ihm der Bleigürtel abgenommen und fallengelassen. Die Tarierweste des Verunglückten oder die des Partners wird aufgeblasen, um den Auftrieb zu beschleunigen. Während des Aufstiegs ist der Verunglückte an der Bänderung festzuhalten, gleichzeitig wird sein Kopf im Nacken überstreckt, um die Luftwege für die erforderliche Ausatmung freizuhalten.

Nötigenfalls ist die Ausatmung durch einen leichten Schlag in die Magengrube zu provozieren.

Bisher war es üblich, den Verunglückten nach Erreichen der Wasseroberfläche schnellstmöglich zum Boot oder ans Ufer zu transportieren. Der dabei eintretende Zeitverlust sowie die Erschöpfung des Retters haben dabei jedoch gelegentlich dazu geführt, daß eine wirkungsvolle Reanimation nicht mehr möglich war.

Da die Herzaktion anfänglich meist vorhanden ist, die Atmung jedoch sistiert, wird eine Rettungsmethode propagiert, die unmittelbar nach Erreichen der Wasseroberfläche mit der Beatmung beginnt.

Zunächst wird an der Oberfläche die Tarierweste des Verunglückten etwa zur Hälfte gefüllt, so daß der Kopf des Verunglückten über der Wasseroberfläche ist und für die Beatmung erreicht werden kann. Der Retter unterfährt mit einem Arm die gleichseitige Achsel des Verunglückten (rechter Arm unter rechte Achsel) und hält mit dieser Hand Hinterkopf, Nacken oder Tauchgerät des Bewußtlosen fest. Sodann wird mit der anderen Hand die Tauchmaske des Verunglückten, evtl. auch die eigene Maske, abgestreift. Die freie Hand drückt mit der Kante die Stirn nach hinten und verschließt mit Daumen und Zeigefinger die Nase. Damit sind die Atemwege gestreckt und die Beatmung kann begonnen werden, wenn der Kopf des Verunglückten zur Seite des Retters geneigt wird. Es erfolgen 5 schnelle Mund-zu-Mund-Beatmungen, dann wird auf einen Beatmungsrhythmus von 12 – 15/min überge-

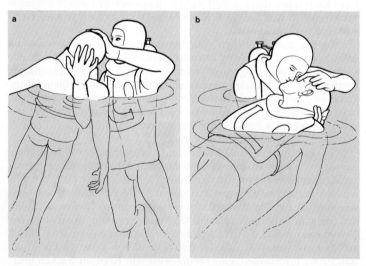

Abb. **24** Wiederbelebung im Wasser.

gangen. Bei der Beatmung darf kein Wasser in die Atemwege des Verunglückten eindringen, der Retter verschließt daher nach jeder Beatmung den Mund des Verunglückten, er muß außerdem seinen Beatmungsrhythmus so abstimmen, daß er selbst nicht Gefahr läuft, durch unwillkürliche Hyperventilation das Bewußtsein zu verlieren (Abb. **24 a, b**).

Beim anschließenden Transport des Verunglückten zum Land muß die Beatmung kontinuierlich fortgeführt werden. Beim Transport hinderliche oder schwere Ausrüstungsgegenstände werden abgeworfen, wobei immer zuerst die des Verunglückten abgenommen werden müssen.

Ist ein ausreichender Auftrieb nicht zu erzielen (fehlende Tarierweste) oder ein erheblicher Wellengang vorhanden, kann die Beatmung auch über einen Schnorchel durchgeführt werden, wobei der Schnorchel zwischen Finger und Kinn im Mund fixiert werden muß.

Beurteilung der Vitalfunktionen und Wiederbelebung

Die Vitalfunktionen können erst dann verläßlich überprüft werden, wenn der Verunglückte zum Boot oder an Land transportiert wurde. Da nur in seltenen Fällen ein Arzt unmittelbar anwesend ist, wird diese Vitalitätsprüfung meist durch den mittauchenden Partner erfolgen müssen.

Die Überprüfung der Atmung erfolgt durch Beobachtung der Thoraxexkursion, Handauflegen an der unteren Thoraxapertur oder durch Vorbeistreichenlassen des Ausatemluftstroms am eigenen Gesicht.

Bei der Beurteilung der Herzaktion ist die Palpation des Radialispulses nicht aussagekräftig, die Kreislaufsituation ist durch den Karotis- oder Femoralispuls zu beurteilen. Die Sauerstoffversorgung des Gehirns läßt sich an der Pupillenreaktion nachweisen, weite, lichtstarre Pupillen weisen auf eine schwere hypoxische Schädigungen des Zentralnervensystems hin.

Das weitere Vorgehen richtet sich nach dem Vorhandensein bzw. Fehlen der genannten Vitalfunktionen:

Liegt lediglich ein Bewußtseinsverlust bei gesicherten Vitalfunktionen vor, so erfolgt eine stabile Linksseitenlagerung, um einer Aspirationsgefahr vorzubeugen. Dabei sind bis zur Wiederkehr des Bewußtseins die Vitalfunktionen in regelmäßigen Abständen zu überprüfen. Je nach Umständen ist eine Rückenlagerung mit leicht erhöhtem Oberkörper zu bevorzugen. Ist bei gesicherter und ausreichender Herzaktion die Atmung zum Stillstand gekommen bzw. trotz Beatmung im Wasser keine Spontanatmung eingetreten, muß die Beatmung an Land fortgesetzt werden, wenn möglich mittels Ambu-Beutel. Ansonsten ist jetzt die Mund-zu-Nase-Beatmung vorzuziehen. Der Taucher wird mit entkleidetem Oberkörper in Rückenlage auf einer harten Unterlage gelagert, die Atemwege werden mittels einer Nackenrolle überstreckt, der Mund wird mit einer Hand am Unterkiefer zugehalten. Der Retter kniet seitlich neben dem Verunglückten und führt 12 – 15 Beatmungen pro Minute durch, wobei auch hier Hyperventilationsgefahr für den Retter besteht. Gelingt die Beatmung nur unter erheblichem Widerstand, dann sind entweder die Atemwege nicht weit genug überstreckt, oder es liegt ein mechanisches Hindernis, meist Erbrochenes, vor. Die Überstreckung muß dann verstärkt bzw. das Erbrochene manuell entfernt werden. Der Beamtungserfolg muß durch Beobachtung der Atemexkursionen kontrolliert werden.

Sistiert neben der Atmung auch die Herzaktion, so ist bei Tauchunfällen wegen der oft erheblichen Latenz zwischen Unfall und Beginn der Reanimation ein letaler Ausgang häufig unvermeidbar. Da im kälteren Wasser durch eine Reduzierung der Stoffwechselvorgänge eine geringgradig erhöhte Hypoxietoleranz besteht, sollte die manuelle Herzmassage auch in scheinbar aussichtslosen Fällen in Verbindung mit Beatmung durchgeführt werden.

Die Lagerung erfolgt wie zur Beatmung, wobei auf eine harte Unterlage besonderes Augenmerk gerichtet werden muß. Vor Beginn der eigentlichen Herzmassage kann durch einen kräftigen initialen Schlag auf das untere Sternumdrittel versucht werden, das Herz durch diese mechanische Erschütterung wieder zu Eigenaktionen anzuregen.

Ist diese Maßnahme erfolglos, wird unverzüglich mit der manuellen Herzmassage begonnen. Der Helfer kniet seitlich neben dem Verunglückten, legt beide Hände übereinander gekreuzt auf das untere Sternumdrittel und richtet die Fingerspitzen kopfwärts. Eine wirkungsvolle externe Herzmassage läßt sich dann erzielen, wenn das Sternum im Sekundenrhythmus ca. 4 – 5 cm bzw. etwa $1/4$ des Thoraxdurchmessers komprimiert wird (Abb. **25**).

Steht nur ein Helfer zur Verfügung, so erfolgt zunächst kurz hintereinander eine 5malige Beatmung, dann folgen 5 Herzmassagen. Im

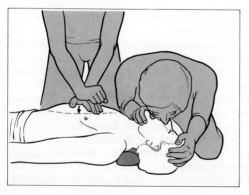

Abb. **25** Herzdruckmassage und Mund-zu-Nase-Beatmung.

weiteren Rhythmus werden jeweils 2 Beatmungen nach 15 Herzmassagen durchgeführt. Diese Reanimation ist für einen Helfer äußerst anstrengend, wenn möglich soll die Reanimation daher von 2 Helfern durchgeführt werden im Rhythmus 5 Herzmassagen zu 1 Beatmung.

Der Erfolg der kombinierten Atemspende mit der Herzdruckmassage, die sich unter Umständen stundenlang hinziehen kann, zeigt sich am Rückgang der Zyanose und einer wieder nachweisbaren Pupillenreaktion. Bei Einsetzen einer Eigenaktion des Herzens ist die Herzmassage unverzüglich zu beenden, wobei die Beatmung durchaus noch über einen längeren Zeitraum erforderlich sein kann. Eine weitere kontinuierliche Überwachung auch nach Einsetzen der Spontanatmung ist solange erforderlich, bis eine definitive Endversorgung möglich ist.

Aspiration während der Bergung

Nach dem Verlust des Bewußtseins unter Wasser droht dem Taucher der Ertrinkungstod, wenn nicht schnelle Hilfe durchgeführt werden kann.

Der Ertrinkungstod ist primär ein Erstickungstod. Zunächst kommt es zu einer inspiratorischen Apnoe für 20 – 30 Sekunden, während der im Laryngospasmus besteht. In der anschließenden Phase der Dyspnoe löst sich der Laryngospasmus, durch die CO_2-Anreicherung im Blut erfolgt ein verstärkter Atemanreiz, so daß schließlich wieder eine Spontanatmung einsetzt. Durch das Ansaugen von Wasser entsteht ein Schaumpilz aus Wasser, Luft und reichlich Bronchialsekret, ohne daß die Lunge vollständig mit Wasser gefüllt wird. Nach 3 – 5 Minuten geht die Dyspnoe unter Krämpfen in eine Lähmung mit präterminaler Apnoe über, vor Eintritt des Todes zeigt sich nochmals kurzfristig eine finale Schnappatmung.

Obwohl der Ertrinkungstod immer durch eine mangelnde Sauerstoffaufnahme hervorgerufen wird, besteht hinsichtlich der Art des aspirierten Wassers ein Unterschied.

Bei Aspiration von Süßwasser, das hypotonisch ist, kommt es aufgrund des osmotischen Gefälles zwischen Wasser und zirkulierenden Körperflüssigkeiten zu einem Einstrom von Süßwasser in den Kreislauf, weil anfänglich noch eine Herzaktion vorhanden ist. Dies führt zu einem Absinken von Natrium, Calcium und Chlorid, während durch Schädigung der Erythrozyten mit nachfolgender Hämolyse eine Hyperkaliämie entsteht. Der Anstieg des K-Na-Quotienten verringert die elektrische Reizschwelle am Erregungs- und Leitungssystem des Myokards, so daß die Gefahr des Kammerflimmerns und des Herzstillstandes besteht.

Wird Salzwasser aspiriert, so ist es im Verhältnis zum zirkulierenden Volumen hypertonisch, es resultiert nun ein umgekehrt gerichteter osmotischer Konzentrationsgradient. Damit können erhebliche Flüssigkeitsmengen (Plasmaverlust) in den Alveolärraum gelangen und zur Ausbildung eines massiven Lungenödems führen. Gleichzeitig gelangen die im Salzwasser erhöht konzentrierten Elektrolyte ins Blut, die Serumelektrolyte steigen an, die Änderung des K-Na-Quotienten ist jedoch meist so gering, daß am Myokard keine Reizschwellenänderung eintritt, so resultiert jedoch eine erhebliche Hämokonzentration. Der Ertrinkungstod wird nach Salzwasseraspiration früher und häufiger beobachtet, weil sich sehr schnell ein massives Lungenödem entwickelt.

Bei dem Bemühen, die Vitalfunktionen aufrechtzuerhalten, wurde häufig empfohlen, vor Beginn der Reanimation evtl. in die Lungen eingedrungenes Wasser durch Bauchlagerung und Anheben an den Hüften zu entfernen. dies erscheint nicht vertretbar, da die aspirierte Flüssigkeitsmenge oft nur gering ist; das ausfließende Wasser stammt meist aus dem Magen. Es gehen bei dieser Manipulation außerdem wertvolle Sekunden verloren, während der die Hypoxie verstärkt wird.

Während der Fahrt bzw. in der Klinik wird neben lebenserhaltenden Sofortmaßnahmen eine medikamentöse Therapie in die Wege geleitet: Bekämpfung der Azidose mit Natriumcarbonatinfusionen, hohe Decadronphosphatdosen und Gabe eines Breitbandantibiotikums; frühzeitige Überdruckbeatmung mit reinem Sauerstoff.

Je nachdem, ob es sich um einen Ertrinkungsfall im Süß- oder Salzwasser handelt, ist das weitere Vorgehen unterschiedlich (Tab. 4).

Auch nach einer erfolgreichen Wiederbelebung und bei zunächst völliger Beschwerdefreiheit kann es nach Stunden oder 1 – 2 Tagen zu einer erneuten Ateminsuffizienz kommen (sog. sekundäres Ertrinken). Die Ursache ist in einer beim Ertrinkungsunfall erlittenen massiven Schädigung der alveolären Strukturen mit entzündlich-exsudativen Reaktionen zu sehen. Es kommt dabei durch Exsudation eiweißreicher Flüssigkeit zu einer erneuten Asphyxie. Da auch die Gefahr eines Kammerflimmerns noch einige Zeit nach dem Unfall besteht, soll der Patient nach Erlangen völliger Beschwerdefreiheit noch mindestens 48 Stunden unter stationärer Kontrolle verbleiben.

Tabelle 4   Vorgehen bei Ertrinkungsunfall im Süß- bzw. Salzwasser

Süßwasser	Salzwasser
Hyptrone Kochsalzlösung	Kreislaufauffüllung mit Humanalbumin, Plasmalösungen
Diureseförderung mit Mannit, Hydromedin usw. (cave: weiterer Elektrolytverlust)	Verbesserung der Mikrozirkulation mit Rheomacrodex
Laufende Elektrolytkontrollen und entsprechende Substitution	Bekämpfung des massiven Lungenödems mit hypteronen Zuckerlösungen, Theophyllin, Strophanthin, Schaumbildung hemmendem Aerosol usw.
Bei Asystolie, Kammerflimmern: Calcium gluconicum, Procain, Adrenalin, Defibrillation	

Psychologische Aspekte

Bei kritischer Würdigung tödlich oder schwer verlaufender Tauchunfälle läßt sich zeigen, daß 90% dieser Unfälle auf menschliches Versagen zurückgeführt werden können, selbst wenn dem Unfall ursprünglich ein technischer Defekt zugrunde gelegen hat. Durch mangelndes Training, noch mehr aber durch falsche, panikartige Reaktion (sog. human factor) kommt es jährlich zu einer größeren Anzahl letztlich vermeidbarer Tauchunfälle. Die tödlich verlaufenden Tauchunfälle sind in bis zu 80% durch Ertrinken verursacht, fast immer infolge von Panikreaktionen.

Körperliche Mängel sind selten unmittelbar für einen Tauchunfall verantwortlich zu machen, vielmehr bilden Leichtsinn, Selbstüberschätzung mit erhöhter Risikobereitschaft, mangelnde Selbst- und Gruppendisziplin, Neigung zu Angst- und Panikreaktionen sowie mangelndes Training oder ungenügende Ausbildung die Hauptfaktoren für das oft tragisch endende Geschehen.

Die durch die beim Tauchen und den damit zusammenhängenden veränderten Umweltbedingungen auftretenden psychosomatischen Belastungen sind bisher in der Tauchmedizin, völlig zu Unrecht, eher zweitrangig behandelt worden. Gerade die seelische Verfassung und psychische Stabilität ist jedoch in kaum einer anderen Sportart so lebensentscheidend wie beim Tauchen.

Die Schilderung der psychoorganischen Besonderheiten des Tauchsports können daher einerseits der Prophylaxe von Tauchunfällen dienen, andererseits ist eine umfassende Tauchtauglichkeitsuntersuchung ohne entsprechende Würdigung der Persönlichkeitsstruktur nicht möglich bzw. unzureichend. Die rein körperlich-technische Untersuchung orientiert sich dabei an den Grundsätzen der allgemeinen sportärztlichen Kriterien, die Beurteilung der Persönlichkeit stellt den untersuchenden Arzt jedoch vor erheblich größere Probleme. Hierbei ist der Hausarzt bzw. der Arzt, der den Patienten länger kennt, sicherlich im Vorteil. Seit kurzem hat sich auch die Tauchmedizin auf breiterer Basis mit der neurologisch-psychiatrischen Begutachtung befaßt, entsprechende Untersuchungskriterien stehen nun zur Verfügung.

Angst und Streß beim Tauchen

Die jedem Menschen innewohnende präexistente Angst kann ein mehr oder weniger qualvoller Zustand gespannter Erregung sein, der sich entweder in allgemeiner Existenzangst oder, wie beim Tauchen, in

Realangst durch äußere Bedrohung im primär feindlichen Element Wasser äußert. Durch das Auftreten von Angst werden unwillkürliche, niedere Reflexmuster aktiviert, die der bewußten Kontrolle entgleiten können: Steigerung der Angst in eine Paniksituation, verstärktes Ausweich- oder Fluchtverhalten, Umschlagen der Angst in Wut oder Aggression, aber auch Ausbildung eines paralyseartigen Schreckzustandes.

Angst hat neben dem seelischen auch immer ein körperliches Korrelat. Es kommt zu Schweißausbruch, Zittern, Herzklopfen, Neigung zur Hyperventilation, zu Stuhl- und Harndrang, Hypoglykämie und möglicherweise zur Ausbildung psychotischer Syndrome.

Bewußte und, wie beim Tauchen häufig, unterbewußte Angst bewirkt Streß. Dieser natürliche Schutzmechanismus ist nach Selye ein durch unspezifische Reize (Infekt, Überanstrengung, Verletzung, äußere Bedrohung oder seelische Erregung) ausgelöster Zustand des Organismus, der eine charakteristische Alarmreaktion hervorruft: schnelle Erhöhung der Produktion von Nebennierenrindenhormonen, gesteigerte Aktivität aller innersekretorischen Leistungen, verstärkte Muskeldurchblutung und erhöhte Abwehrbereitschaft mit entsprechender Steigerung der Kreislaufparameter. Im Gehirn kommt es zu einem „arousal effect" durch erhöhte Aktivität im retikulären System, der aufgenommene sensorische Reiz bewirkt eine Verhaltensänderung, die nach Pawlow einen Orientierungsreflex darstellt. Während dieses Zustandes können andere sensorische Reize nicht oder nur bedingt aufgenommen werden. Tritt der sensorische Reiz erstmals oder ungewöhnlich stark auf, so kann der „arousal effect" eine überschießende Antwort des Gesamtorganismus hervorrufen, es erfolgt eine Entkoppelung zwischen Reizbeantwortung und deren Kontrolle durch höchste kortikale Leistungen. Erst nach Reizgewöhnung tritt eine Konditionierung ein, übergeordnete Strukturen können dann die Reaktion des Gesamtorganismus begrenzen und in geordnete Bahnen lenken.

Der Mensch ist nur an seine natürliche Umgebung auf der Erde angepaßt, wobei seine Lagebeziehung zum Raum durch die aufrechte Körperhaltung geprägt ist. Beim Tauchen findet er völlig veränderte Umweltgegebenheiten vor. Die Atmung erfolgt über eine zunächst völlig ungewohnte Luftzufuhr, die Funktionsprüfung des Atemgerätes beansprucht anfänglich einen Großteil der Aufmerksamkeit. Das Gesichtsfeld wird durch die Tauchmaske eingeschränkt und mit zunehmender Tauchtiefe wird das natürliche Farbsehen durch die Lichtabsorption erheblich reduziert. Mangelnder Augenkontakt zu Fixpunkten, vor allem beim Abtauchen im freien Wasser, erfordert ebenfalls höchste Beanspruchung geistiger Funktionen. Die größten Anforderungen werden jedoch durch die völlig veränderte Lage des Körpers im Wasser nötig, höchste kortikale Strukturen werden je nach Trainingszustand für die Aufrechterhaltung der veränderten Körperlage blockiert. Schließlich sind auch Atmung und Wärmehaushalt unter Wasser erhöhten Belastungen ausgesetzt. Während Motorik und Sinnesempfindungen nur unter Wasser verändert sind, kommt es bei vegetativ labilen Tauchern bereits vor und auch nach dem Tauchgang zu Änderungen der Atemarbeit sowie des Wärmehaushaltes. Durch die genannten Fakten tritt bei jedem Tauchgang eine verstärkte Streßsituation auf, die bei Anfängern oder nach einer längeren Tauchpause am höchsten ist. Je nach psychischer Gesamtkonstitution kann eine plötzlich auftretende Sondersituation entweder beherrscht werden, oder aber es kommt, da die gesamte Aufmerksamkeit auf die äußeren Faktoren gerichtet ist, zum Überwiegen der reflexartigen Verhaltensmuster und damit zum Auftreten lebensgefährlicher Situationen, wobei fast niemals nur ein auslösender Faktor besteht, sondern meist die Summation mehrerer Faktoren zur Katastrophe führt.

Unkomplizierte Tauchgänge erfordern keine besondere körperliche Leistungsfähigkeit, können also auch von älteren Tauchern problemlos absolviert werden. Über die gesamte Zeit des Tauchgangs, und dazu gehört bereits die Planung, ist jedoch eine gesteigerte Aufmerksamkeit erforderlich. Dies führt bei wenig geübten oder vegetativ labilen Tauchern bereits längere Zeit vor dem Tauchgang zu verstärkten psychovegetativen Reaktionen, die nach dem Tauchgang erst langsam abklingen. Gelegentlich zeigen sich sogar manisch-depressive Zustandsbilder, die bei entsprechender Disposition zu latenten Dauerschäden führen können.

Bei geübten Tauchern, sog. alten Hasen, ist die beim Anfänger vorhandene Aufmerksamkeit geschwunden, der Tauchgang und dessen Planung wird zur Routine. Gerade hierin liegt jedoch ein erhebliches Gefahrenmoment; die Planung des Tauchgangs erfolgt oberflächlich, die tauchspezifischen physikalischen Gegebenheiten werden weitgehend unberücksichtigt gelassen, und der Reiz des Tauchens wird zunehmend unter einem sportlichen Aspekt gesehen. Während beim Tauchen im Meer die Sinneseindrücke überwiegen und so Zeitgrenzen leicht überschritten werden, tritt beim Tauchen in heimischen Süßwasserseen der Leistungsaspekt in den Vordergrund, da der Aspekt des Beobachtens oder Filmens weitgehend entfällt. Schilderungen von tödlichen Tauchunfällen zeigen, daß sich die Mehrzahl dieser Unfälle im Süßwasser ereignen und fast ausschließlich geübte Taucher betroffen werden, weil die aufgesuchte Tauchtiefe zu groß war.

In diesem Zusammenhang muß nochmals eindringlich vor der Anwendung von Sedativa, Psychopharmaka und Alkoholkonsum vor dem Tauchen gewarnt werden. Die Aufmerksamkeit wird hierbei stark herabgesetzt, die kritische Selbsteinschätzung schwindet, und mögliche Gefahrensituationen werden nicht erkannt oder verharmlost; schließlich besteht auch eine erhöhte Anfälligkeit für das frühe Auftreten des Tiefenrausches.

Die Beurteilung der Persönlichkeit des zu untersuchenden Tauchers und die daraus möglicherweise resultierende Tauchuntauglichkeit gestalten sich für den Unternehmer gelegentlich außerordentlich schwierig. Die Eigenanamnese wird, gerade im Persönlichkeitsbereich, häufig verschleiert oder beschönigt. Selten wird sich ein Tauchaspirant mangelnde

Selbstdisziplin, Draufgängertum oder psychische Labilität eingestehen und dies mitteilen; auch bewußte und unbewußte Ängste kommen nur durch gezielte, aber behutsame Fragestellung an die Oberfläche. Häufig stellt sich dann bei Tauchanfängern heraus, daß sie eigentlich gar nicht tauchen möchten, jedoch dem Partner zuliebe oder aus Imponierverhalten diesen Sport wählen. Gerade diese Personengruppen sowie Taucher mit mangelnder Selbst- oder Gruppendisziplin, vegetativ Labile sowie Risikofreudige gilt es, frühzeitig davon zu überzeugen, daß sie den Tauchsport im eigenen Interesse nicht ausüben bzw. sich auf das Schnorcheln an der Oberfläche beschränken sollten.

Psychologische Voraussetzungen

Zusammenfassend können vom psychologischen Aspekt her folgende Folgerungen getroffen werden:
  Der Taucher muß sein eigenes Leistungsvermögen realistisch einschätzen, sich eigene Grenzen und Schwächen bewußt machen, sowohl lang- als auch kurzfristig seinen körperlichen und seelischen Zustand kritisch würdigen, die Risiken des Sports realistisch sehen (weder übersteigern noch verniedlichen) und ein gewisses Maß an Kaltblütigkeit besitzen. In kritischen Situationen muß das folgerichtige Handeln vom Verstand, nicht vom Unterbewußtsein geleitet werden. Ein adäquates Verhalten in Ausnahmesituationen kann, wenn auch nur bedingt, systematisch programmiert werden:

- Einhalten der Grundregel des Sporttauchers „Tauche nie allein".
- Wahl des richtigen Tauchpartners; dieser muß körperlich und psychisch in der Lage sein, in kritischen Situationen wirksame Hilfe zu leisten.
- Erhöhte Aufmerksamkeit vor, während und nach dem Tauchgang.
- Reduktion angstauslösender Faktoren durch sinnvolle Tauchgangplanung.
- Regelmäßiges Tauchtraining mit Übung der möglichen Notfallsituationen; hierdurch können Risikosituationen auf ein niedrigeres subkortikales Niveau herabgestuft werden.
- Gründliche Ausbildung in Gerätetechnik, Tauchphysik, Erster Hilfe und Tauchpraxis.
- Altersbegrenzung für Tauchanfänger; eine ausreichende psychische und körperliche Reife wird bei etwa 16 Jahren anzusetzen sein, wobei Abweichungen, vor allem nach oben, durchaus möglich sind.
- Einhalten eines strengen Rituals; regelmäßig wiederkehrende Abläufe fördern ein auch unter Ausnahmebedingungen ablaufendes schematisches Handeln.
- Kritische Überprüfung der Einstellung zum Tauchsport.
- Regelmäßige, jährlich absolvierte Tauchsportuntersuchung.

Tauchtauglichkeitsuntersuchung

Allgemeines

Die Tauchtauglichkeitsuntersuchung (Abb. **26**) stellt neben einer gründlichen Tauchausbildung und regelmäßigem Training einen der wichtigsten Faktoren zur Prophylaxe von Tauchunfällen dar. Im Gegensatz zur Flugtauglichkeitsuntersuchung gibt es bei der Tauchuntersuchung keine gesetzlich festgelegten Mindestanforderungen, auch eine spezielle Ausbildung zum Taucherarzt wird, außer bei der Bundeswehr oder einschlägigen Wasserrettungsorganisationen, nicht angeboten oder gefordert. Für den mit Tauchuntersuchungen konfrontierten Arzt sind jedoch tauchmedizinische Kenntnisse unumgänglich, da er nur so die speziellen Probleme des Tauchsports entsprechend würdigen kann, vor allem, wenn er vor der schwierigen Frage steht, die Tauchtauglichkeit vorübergehend oder auf Dauer zu verneinen; oder wenn er die Folgen eines Tauchunfalls begutachten muß. Ideal wäre es, wenn der Untersucher selbst einen Grundkurs im Tauchen absolvieren würde, um auch mit den Problemen der Praxis des Tauchsports vertraut zu sein. Bei der zunehmenden Zahl von Tauchsportlern und den damit verbundenen Untersuchungen, wird diese Forderung von der GTÜM (Gesellschaft für Tauch- und Überdruckmedizin) mit Nachdruck verfolgt. Bei Fliegerärzten ist dies längst der Fall; sie müssen eigene Flugerfahrung vorweisen können.

Jede tauchsportärztliche Untersuchung sollte sich an den Grundsätzen der CMAS orientieren (Confédération Mondiale des Activités Subaquatiques). Diese Dachorganisation des Welttauchsportverbandes hat Richtlinien für die ärztliche Untersuchung aufgestellt, an denen sich auch die nachfolgenden Kriterien der Untersuchung orientieren.

Jeder Sporttaucher soll sich jährlich und nach jeder schwereren Erkrankungen sowie nach jedem Tauchunfall einer Untersuchung unterziehen. Diese erfolgt anhand eines Anamnese- und Untersuchungsbogens, wie er zwischenzeitlich einheitlich von der GTÜM empfohlen wird. Die Untersuchung kann prinzipiell von jedem Arzt vorgenommen werden, lediglich Berufstaucher müssen durch die von den Tiefbau-Berufsgenossenschaften ermächtigen Ärzten untersucht werden.

Hinsichtlich des Alters gibt es keine genau festgelegten Grenzen; Jugendliche unter 12 Jahren sollen lediglich die Erlaubnis zum Schnorcheltauchen erhalten, zwischen 12 – 14 Jahren sollten Gerätetauchgänge nur im flachen, klarsichtigen Wasser eines Schwimmbades gestattet werden. Nach oben besteht prinzipiell keine Altersbeschränkung, jenseits etwa des 40. Lebensjahres besteht jedoch eine erhöhte Anfälligkeit für die Caissonerkrankung. Zeit- und Tiefengrenzen (Nullzeit!) sind also im höheren Lebensalter noch genauer einzuhalten.

Die Frau beim Tauchen

Frauen sind üblicherweise etwa 15% leichter als Männer. Ihr Muskelanteil ist etwa um 6 – 8% geringer, dafür weisen sie entsprechend mehr Fettgewebe auf. Durch die günstigere Fettverteilung entsteht etwas mehr Auftrieb im Wasser, es ist deshalb weniger Muskelarbeit für Schwimmleistungen erforderlich. Außerdem ist dadurch eine höhere Wärmeisolation gegeben; durch Erhöhung des Grundumsatzes erfolgt eine leichtere Anpassung an die Wasserkälte. Gleichzeitig wird die Schwelle des Kältezitterns erniedrigt, und es erfolgt eine frühere periphere Vasokonstriktion.

Von der psychologischen Seite ist die Frau eher abwägend, vorsichtig und weniger risikofreudig. Sie wird daher beim Tauchen viel seltener als ein Mann aus Geltungssucht oder Imponiergehabe unnötige Risiken eingehen; schwere Tauchunfälle sind bei Frauen daher seltener. Die zurückhaltende Einstellung wird oft durch die Bereitschaft, sich gründlicher mit der Theorie auseinanderzusetzen, kompensiert.

Oft ergibt sich die Frage nach dem Tauchen während der Menstruation: Treten stärkere Störungen wie Ödembildung, Migräne, Uterusspasmen oder Spannungsgefühl der Mammae auf oder besteht eine erhöhte psychische Labilität, sollte für einige Tage eine Tauchpause eingehalten werden. Ansonsten ist der Tauchsport auch während der Menses möglich; die oft geäußerte Befürchtung, bei Tauchgängen im Meer während der Menstruation könnten Haie angelockt werden, ist unbegründet.

Bei Einnahme von Ovulationshemmern besteht eine geringgradig erhöhte Thrombosebereitschaft, die verstärkt wird, wenn die Taucherin raucht. Wird ein Tauchgang unternommen, der sich knapp am Rande der Nullzeit befindet, ist das Risiko eines Caissonunfalls auch bei korrekter Tauchgangdurchführung dann deutlich erhöht. Bei Aufsuchen größerer Tauchtiefen steigt bei gleichzeitiger Pilleneinnahme auch das Risiko des Tiefenrausches beträchtlich. Nach neueren amerikanischen Untersuchungen ist das Risiko eines Dekompressionsunfalls bei Frauen höher als bei Männern. Es wurde daher eine Dekompressionstabelle entwickelt, die auf der US-Navy-Tabelle basiert und nach Angaben der USAF School of Aerospace Medicine für weibliche Taucher modifiziert wurde. Faustregel: Bei Tauchgängen im Grenzbereich ist ein Dekostop von 5 Minuten in 3 m Tiefe erforderlich.

Während einer normalen Schwangerschaft bestehen prinzipiell keine Bedenken gegen die Ausübung des Tauchsports bis zum 6. Monat, jedoch muß jeder Tauchgang streng innerhalb der Nullzeit erfolgen, da schon ein geringfügiger, klinisch nicht nachweisbarer Dekompressionsunfall ausreichen kann, um zu einer Thrombosierung der Plazenta und Schädigung der Frucht zu führen. Prinzipiell sollen in der Gravidität keine Tauchgänge über 20 m Tiefe und mehr als 20 Min. Tauchzeit durchgeführt werden. Dekostops in 6 und 3 m von je 5 Minuten minimieren das Caissonrisiko.

Untersuchungsgang

Jede Untersuchung spiegelt den zum Zeitpunkt der Untersuchung faßbaren körperlichen und seelischen Zustand des Patienten wider. Die dabei erhobenen Befunde müssen unter folgenden Aspekten in das Urteil einbezogen werden:

– Können früher durchgemachte Erkrankungen beim Tauchen wieder auftreten?
– Können sich Krankheiten unter Wasser verstärken?
– Können Krankheiten durch das Tauchen auf lange Sicht verschlimmert werden?
– Können Gesundheitsstörungen die eigene oder die Sicherheit des Tauchpartners gefährden?

Die Beantwortung dieser Fragen ist für den Untersucher mit einem erheblichen Zeitaufwand verbunden; für den Taucher bringt die Untersuchung eine finanzielle Belastung, da die Kosten normalerweise nicht von den Kassen getragen werden. Untersucher und Taucher stehen vor der Frage, ob durch eine gründliche Untersuchung einschließlich umfassender Anamnese ein abgewogenes Urteil über die Tauchtauglichkeit gefällt werden kann oder ob durch eine weniger ausführliche Untersuchung Zeit und Kosten eingespart werden, das erhöhte Risiko einer Gesundheitsschädigung in Kauf genommen wird und damit Folgeschäden und -kosten wesentlich größer werden können.

Bezüglich des Alters besteht heute Übereinstimmung, daß Tauchgänge mit Tauchgerät bereits ab dem 10. bis 12. Lebensjahr durchgeführt werden können, wenn ein entsprechend verantwortlicher Erwachsener mittaucht und die nötige geistige und psychische Reife, auf das entsprechende Alter bezogen, vorliegt. Beschränkungen nach oben sind generell nicht anzugeben, jenseits des 40. Lebensjahres ist jedoch die jährliche Untersuchung zwingend.

Beschränkungen auf bestimmte Tauchtiefen sind fast immer unsinnig, da gerade innerhalb des 10-m-Tiefenbereiches die relativ größte Druckdifferenz auftritt und somit die Gefahr eines Barotraumas hier, also bei Flachwassertauchgängen, am größten ist.

Bestimmte Einschränkungen muß der erwachsene Taucher für sich selbst akzeptieren: ein insulinpflichtiger Diabetiker, eine manifeste Hypertyreose oder Gravidität im fortgeschrittenen Stadium sollten in Eigenverantwortung dazu führen, daß nicht getaucht wird. Andererseits kennt jeder untersuchende Arzt die Situation, daß der Taucher oder Tauchaspirant tauchen will, daher wird die Anamnese oft verharmlost oder negiert. Ein wie auf S. 120 vorgestellter Anamnesebogen, der mit Unterschrift des Patienten gegenzuzeichnen ist, hilft später ggf., um rechtliche Ansprüche abzuwenden. Wenn bereits die Anamnese Erkrankungen aufweist, die das Tauchen von vorneherein verbieten, (z.B. zerebrales Anfallsleiden, Spontanpneumothorax, Alkoholismus oder andere Suchtkrankheiten, habituelle Luxationen usw.) wie alle schweren Krankheiten oder akute oder chronische Infekte, kann die Untersuchung auf Tauchtauglichkeit unterbleiben, da von vornherein keine Taucherlaubnis erteilt werden kann. Kontraindikation besteht bei Suchtmitteln aller Art, hauptsächlich chronischer Alkoholismus, bei Einnahme von Barbituraten, Sympathikomimetika, Amphetaminen und Antiarrhythmika. Bei all diesen Medikamenten besteht eine potenzierende Wirkung unter Druck. Medikamente mit sedierendem Effekt, wie etwa auch Nasentropfen, bedürfen der erhöhten Vorsicht. Die Einnahme von Gichtmitteln kann Symptome, die unter erhöhtem Druck auftreten, verschleiern und somit z. B. einen Unfall längere Zeig unerkannt bleiben lassen. Insgesamt ist jedoch festzustellen, daß Medikamenteneinwirkungen bei Tauchunfällen relativ selten zu einer Verstärkung der Symptome führen.

Die zunehmende Häufung von Aids-Infektionen bei jüngeren Menschen muß auch im Rahmen der Tauchtauglichkeitsuntersuchung berücksichtigt werden: Bei der Inspektion der Haut und der Lymphknotenregionen können bereits erste Verdachtsmomente auf eine HIV-Infektion hinweisen, die damit einhergehende generalisierte Abwehrschwäche führt zu einer erheblichen zusätzlichen Belastung des Organismus, so daß HIV-infizierte Patienten auf Dauer als tauchuntauglich anzusehen sind. Die häufig gestellte Frage, ob eine HIV-Übertragung auch durch Speichelkontakt, wie etwa bei der Wechselatmung erfolgen kann, ist zu verneinen. Unter Wasser erfolgte eine Verdünnung und Inaktivierung der Viren, so daß bisher noch kein Fall einer gesicherten HIV-Übertragung durch Wechselatmung bekannt ist. Im Rahmen der Atemspende, die anläßlich eines schweren Tauchunfalles erforderlich sein kann, ist jedoch eine HIV-Übertragung möglich, wenn auch das Risiko denkbar gering ist. Dieses Restrisiko läßt sich durch Verwendung eines Güdel-Tubus oder eines Tuches, womit Nase und Mund bedeckt werden, weiter minimieren.

Ist die Untersuchung anhand der nachfolgenden Kriterien unauffällig verlaufen, kann die Tauchtauglichkeit für 1 Jahr erteilt werden. Sind körperliche oder seelische Auffälligkeiten festgestellt worden, resultiert entweder eine dauernde oder eine vorübergehende Tauchbeschränkung.

Eine vorübergehende Tauchuntauglichkeit besteht dann, wenn zu erwarten ist, daß sich das Krankheitsbild in absehbarer Zeit bessern oder heilen läßt. Dazu kann eine medikamentöse Behandlung oder das Hinzuziehen von Fachärzten erforderlich sein. Nach Abschluß der entsprechenden Therapie ist eine erneute Untersuchung erforderlich. Einige Krankheitsbilder bedürfen besonderer Beachtung: So kann sich beispielsweise ein latenter Rheumatismus unter Wasser verstärken und zu der anschließenden Fehldeutung „Bends" führen, eine Lumboischialgie nach dem Tauchgang als beginnender Querschnitt angesehen werden und zu einer unnötigen Druckkammertherapie führen.

Der Untersuchungsgang orientiert sich zunächst wie bei jeder ärztlichen Untersuchung an allgemeinmedizinischen Kriterien. Nach dem Erheben einer gründlichen Anamnese, die bei Wiederholungsuntersuchungen auch eventuelle Tauchzwischenfälle beinhaltet, werden Alter, Größe und Gewicht festgestellt. Bei der Messung des Körpergewichts sollten 25% des errechneten Normalgewichts nicht überschritten werden (erhöhte Stickstoffsättigung), stark untergewichtige Taucher neigen zur Unterkühlung.

Anschließend werden Ruhepuls und Blutdruck gemessen.

Bei der nun folgenden körperlichen Untersuchung sollte sich der Untersuchung an einem schematisierten Untersuchungsgang orientieren und die erhobenen Befunde in einen Tauchuntersuchungsbogen (Abb. 26) eintragen, eine Kopie erhält der Taucher, die andere verbleibt beim Arzt. Den Untersuchungsbogen bzw. eine entsprechende Bestätigung im Taucherpaß benötigt der Taucher, um auf Tauchbasen bzw. bei Wettkämpfen die Voraussetzungen zur Ausübung seines Sports nachweisen zu können.

Zunächst bildet man sich ein Urteil über den Konstitutionstyp, dabei erfolgt eine Unterteilung in die 4 Typen athletisch, pyknisch, leptosom oder asthenisch. Sodann erfolgt die Messung des Brustkorbumfanges, die Differenz zwischen Inspiration und Exspiration darf 5 cm nicht unterschreiten. Bei der anschließenden Inspektion der äußeren Haut ist verstärkt auf allergische Hauterscheinungen, Hyperhidrosis und Dermographismus zu achten. Hierbei läßt sich bereits eine verstärkte vegetative Übererregbarkeit feststellen, die in die Beurteilung der psychischen Gesamtsituation mit einbezogen wird. Die sichtbaren Schleimhäute werden auf Intaktheit und regelrechte Durchblutung hin inspiziert.

Sodann erfolgt die Prüfung des Skelettsystems; die großen Gelenke mit ihren angrenzenden Muskelgruppen werden aktiv und passiv auf ihre Freiheiten überprüft, der Muskeltonus durch Betasten festgestellt, ebenso der Hautturgor.

Nun wendet man sich der neurologischen Überprüfung zu, wobei durch Reflexauslösung unwillkürliche Reizabläufe und deren physiologische Seitengleichheit festgestellt werden. Dabei werden folgende Reflexe überprüft:

120 Tauchtauglichkeitsuntersuchung

| Arztstempel |

Anamnesebogen für die

Tauglichkeitsuntersuchung

von Sporttauchern

Datum:

Proband:
_____
Name   Vorname   Geb.-Datum   Alter

_____
Straße   Wohnort   Tel. Nr.   Verein

Familienanamnese: Leiden oder litten Ihre Eltern, Großeltern, Geschwister oder Kinder an einer der aufgeführten Krankheiten; wenn ja, welcher?

Zuckerkrankheit	nein	ja
allergische Erkrankungen	nein	ja
Erkrankungen der Lunge	nein	ja
Erkrankungen des Herz-Kreislaufsystems	nein	ja
Erkrankungen des Nervensystems	nein	ja

Eigenanamnese: Geben Sie Ihre durchgemachten oder bestehenden Erkrankungen an – die Fragen sind einzeln vom Arzt zu stellen; wenn keine Angaben, Leerkästchen ankreuzen.

01		Lunge
02		Herz, Kreislauf
03		Verdauungsorgane
04		Nieren, Harn- und Geschlechtsorgane
05		Stoffwechsel

_ _ _ _ _ _ _ _ _ _ _ _ _ _ _ _ _ _ (hier abtrennen) _ _ _ _ _ _ _ _ _ _ _ _ _ _   Fortsetzung umseitig

| Arztstempel |

Ärztliche Bescheinigung

über Tauchtauglichkeit

Nach dem Ergebnis der Untersuchung vom _____ ist

_____

- tauglich
- tauglich mit Einschränkung
  (siehe Rückseite)
- nicht tauglich
  (Nichtzutreffendes streichen)

nächste Untersuchung:

| | | | |

_____
(Unterschrift des Arztes)

Die Untersuchung wurde durchgeführt nach den „Richtlinien der Gesellschaft für Tauch- und Überdruckmedizin e.V. für die Mindestanforderungen an die Tauglichkeitsuntersuchung von Sporttauchern".

Abb. 26 Tauchtauglichkeitsuntersuchungsbogen.

06	Blut
07	Bewegungsapparat
08	Nervensystem
09	Hals-, Nasen-, Ohrenbereich
10	Augen
11	Allergien
12	sonst. Erkrankungen
13	Operationen
14	Krankenhausaufenthalte
15	Unfälle

Ergänzungsfragen:

16	bei Frauen: Schwangerschaft?
17	frühere technisch-medizinische Untersuchungen
18	Medikamenteneinnahme
19	Nikotin (Art u. Menge)
20	Alkohol (Art u. Menge)
21	Beschwerden bei Druckschwankungen?
22	Sportler / Taucher
23	durchschnittliche und größte Tauchtiefe
24	Tauchunfälle
25	frühere Tauglichkeitsuntersuchungen

Ort, Datum   Unterschrift des Probanden   Unterschrift des Arztes

© GTÜM 12/86 S&K 10 000

Einschränkung:

1. Um der geistigen und körperlichen Entwicklung Jugendlicher Rechnung zu tragen, werden folgende Empfehlungen gegeben:

- Jugendliche unter 14 Jahren dürfen nur unter Leitung eines für sie persönlich zuständigen erfahrenen Tauchers tauchen; hierbei sind besonders schwierige Tauchgänge, z. B. Tauchen unter Eis, in großen Tiefen, bei starker Strömung, bei sehr schlechter Sicht zu unterlassen.
- Jugendliche ab dem 14. Lebensjahr dürfen in kleinen Gruppen unter Leitung eines erfahrenen Tauchers tauchen; auch hierbei sind besonders schwierige Tauchgänge zu unterlassen.

2. Ein Behinderter darf dann tauchen, wenn ihm persönlich ein erfahrener Taucher beisteht, und die Tauchbedingungen keine besonderen Schwierigkeiten aufweisen.

122 Tauchtauglichkeitsuntersuchung

[Arztstempel]

Untersuchungsbogen für die Tauglichkeitsuntersuchung von Sporttauchern

Datum:

Proband: _____
         Name   Vorname   Geb.-Datum   Alter

         _____
         Straße   Wohnort   Tel. Nr.   Verein

| 26 | Zwischenanamnese: Sind seit der letzten Untersuchung Erkrankungen aufgetreten? | Letzte Untersuchung: |

|_|_|_|_|

Körperliche Untersuchung: bei Normalbefund Leerkästchen ankreuzen.

27	Allgemeinzustand
28	Muskulatur
29	Fettgewebe
30	Größe
31	Gewicht
32	Sehleistung ohne Korrektur
33	Sehleistung mit Korrektur
34	Nebenhöhlen, Nase, Nasenrachenraum
35	Zahnstatus
36	Tonsillen, Kehlkopf
37	Trommelfelle, Tubendurchgängigkeit
38	Gehör
39	Schilddrüse, Hals
40	Brustkorb
41	Lungen, auskult.
42	Lungen, perkut.
43	Herzaktion
44	Herztöne
45	Abdomen
46	Haut, Varizen
47	Wirbelsäule, Extremitäten
48	Nervensystem, Vegetativum
49	Psyche

Leistungs- und Funktionsprüfungen:

50	Lungenfunktion	Soll (ml)	Ist (ml)	% der Norm
	Vitalkapazität			
	Einsekundentest			
51	Röntgen Lungen:			

Untersuchungsgang 123

| 52 | | Ruhe - EKG |

| 53 | | Ergometrie: |

Blutdruck [mm Hg] Puls [min⁻¹]

(Diagramm: Y-Achse 70–210 mm Hg / Puls; X-Achse: Ruhe, 50, 100, 150, 200, 250, Ruhe, 1', 2', 3', 7'; Belastung [Watt])

Auswertung:			
	$W_{130} =$	W ≙	W/kg
	$W_{150} =$	W ≙	W/kg
	$W_{170} =$	W ≙	W/kg

| 54 | | Flacktest: | (Der Proband bläst in den Schlauch eines Blutdruckmeßgerätes, dessen Manschette durch ein Mundstück ersetzt wird; es muß ein Druck von 40 mmHg aufgebracht werden. Der Preßdruck muß von Erwachsenen mindestens 40 sec, von Jugendlichen unter 15 Jahren 30 sec gehalten werden. Der Puls wird dabei gemessen über EKG, Pulsmeßgerät oder durch Auszählen. Die Pulszahl darf in 5 sec nicht höher als 10 Schläge betragen, d.h. daß der Puls pro Minute nicht höher als 120 sein darf.) |

55		Urin: E		Z		Ery		Leuko			
56		Blut: Hb		Ery		Leuko				BSG	

57		Beurteilung:	– **tauglich**	nächster
		(Nichtzutreffendes streichen)	– **tauglich mit Einschränkung**	Untersuchungstermin
			– **nicht tauglich**	|_|_|_|_|

Diese Untersuchung wurde nach den „Richtlinien der Gesellschaft für Tauch- und Überdruckmedizin e.V. für die Mindestanforderungen an die Tauglichkeitsuntersuchung von Sporttauchern" durchgeführt.

Ort/Datum   Unterschrift des Arztes

© GTÜM 12/86 S&K 10 000

– Hornhautreflex: Er weist beim Fehlen oder bei Abschwächung auf einen hirnorganischen Prozeß, eine Trigeminus- oder Fazialisparese hin.
– Radiusperiostreflex: Seitendifferenzen oder mangelnde reflektorische Beugung weisen auf ein pathologisches Geschehen hin. Eine ähnliche Bedeutung haben Achilles- oder Patellarsehnenreflex, ein Ausfall deutet auf eine entsprechende Segmentschädigung, eine Hyperreflexie ist möglicherweise Hinweis auf eine Pyramidenbahnschädigung.
– Bauchdecken- und Kremasterreflex: Ein Fehlen dieser Reflexe deutet ebenfalls auf eine Pyramidenbahnläsion hin und hat speziell bei Wiederholungsuntersuchungen von Tauchern große diagnostische Bedeutung, wenn es durch Luftembolien zu einer Läsion der entsprechenden Reflexbahnen gekommen ist.

Schließlich erfolgt die Prüfung der Nervenaustrittspunkte am Schädel, die bei manueller Kompression nicht druckschmerzhaft erscheinen dürfen.

Bei der palpatorischen Untersuchung am Schädel wird nach vergrößerten Lymphknoten gefahndet sowie eine mögliche mechanische Kompression der Luftröhre durch eine vergrößerte Schilddrüse festgestellt. Im gleichen Untersuchungsgang wird auch nach supraklavikulären oder axillären Lymphknoten gesucht.

Bei der Untersuchung des Abdomens soll der Leib gut eindrückbar und ohne Resistenzen sein, eine Lebervergrößerung sowie klopfschmerzhafte Nierenlager bedürfen der weiteren Abklärung. Die Bruchpforten müssen besonders sorgfältig untersucht werden, Hernien müssen vor Erteilung der Tauchtauglichkeit chirurgisch saniert werden, Hydro-, Variko- und Spermatozelen bedürfen einer gelegentlichen Sanierung. Schließlich erfolgt eine eingehende Überprüfung des Atmungs- und Herz-Kreislauf-Systems. Neben der Inspektion, Perkussion und Auskultation werden folgende Tests durchgeführt:

Apnoetest: Nach tiefer Inspiration Luftanhaltevermögen 45 Sekunden (Frauen 30 Sekunden).

Nach völliger Exspiration Luftanhaltevermögen 20 Sekunden (Frauen 15 Sekunden).

Flack-Test: Über einen mit einem Mundstück versehenen Atemschlauch, der an ein Quecksilbermanometer angeschlossen ist, hält der Proband einen Druck von 40 mmHg aufrecht, Männer 40 Sekunden, Frauen 30 Sekunden, ohne zwischendurch zu atmen. Dabei wird das Pulsverhalten im 5-Sekunden-Intervall gemessen. Die Pulsfrequenz darf dabei nicht höher als 10 Schläge pro 5 Sekunden steigen.

Der Flack-Test entspricht einem standardisierten Valsalva-Versuch und hat eine hohe Aussagequalität bezüglich der Kreislaufanpassung. Bei Beginn des Pressens kommt es zu einem verminderten venösen Rückstrom, mit Steigerung des intrathorakalen Drucks kommt es zu einer erheblichen extrathorakalen Stauung und damit zu einem verminderten Blutangebot an das Herz. Es erfolgt eine Abnahme des Herzminutenvolumens. Dies wird durch eine Erhöhung des peripheren Gefäßwiderstandes und damit durch eine Blutdruck- und Pulserhöhung kompensiert.

Bei intakter vegetativer Kreislaufanpassung erfolgt eine anfängliche Frequenzsteigerung bis maximal 10, die nach 10 – 15 Sekunden wieder auf den Ausgangswert zurückkehrt. Bei mäßiger Kreislaufregulation ist die Frequenzsteigerung größer, die Rückkehr zum Ausgangswert erfolgt erst nach 25 – 30 Sekunden. Eine unzureichende Kreislaufregulation liegt vor, wenn während der gesamten Versuchsdauer ein kontinuierlicher Pulsanstieg erfolgt, damit besteht Tauchuntauglichkeit. Da der Flack-Test im Stehen durchgeführt wird, kommt es bei ungenügender Kreislaufregulation zusätzlich zum Blutdruckabfall mit Schwindelerscheinungen. Mittels des Flack-Testes lassen sich vegetativ bedingte Kreislaufstörungen, die oft psychogener Natur sind, hervorragend verifizieren. Dieser Test kann damit auch als vorzüglich geeignet zur Prophylaxe von Tauchunfällen angesehen werden.

Vasalva-Versuch: Bei diesem auch als Preßdruckversuch nach Bürger bekannten Kreislauftest wird nach maximaler Inspiration 10 Sekunden lang gegen die verschlossene Nase ein forcierter Druckausgleich durchgeführt. Die Blutdruckmessung erfolgt am Anfang, am Ende und in kontinuierlich Abständen nach Beendigung des Versuchs.

Dabei kommt es ebenfalls zu einer Einflußhemmung des rechten Ventrikels mit Verminderung des Schlagvolumens und leichtem Absinken des Blutdrucks. Anschließend erfolgt ein Blutdruckanstieg mit Vergrößerung des Schlagvolumens. Der Herzgesunde überwindet den Lungenwiderstand, der Blutdruck sinkt nur gering ab und steigt anschließend kontinuierlich an, während beim Kreislauflabilen der Blutdruck stark absinkt und erst nach 30 – 40 Sekunden wieder ansteigt, wobei physiologisch überschießende Blutdruckspitzen nicht erreicht werden. Der Valsalva-Versuch kann in Ergänzung oder als Alternative zum Flack-Test angewendet werden (Abb. **27**).

Ruffier-Test: Bestimmung des Ruhepulses nach einer Minute entspanntem Liegen, anschließend 30 Kniebeugen in 45 Sekunden. Sofort nach Beendigung des Tests Pulszählung über 15 Sekunden im Liegen. Nach 1 Minute erneute Pulszählung über 15 Sekunden, jeweils Umrechnung auf Frequenz pro Minute.

Dieser Test gibt Hinweise auf das Kreislaufanpassungsvermögen bei Belastung; je früher die Rückkehr zu Ausgangswerten erfolgt, um so trainierter kann der Taucher angesehen werden. Es läßt sich dabei auch ein Leistungsindex festlegen, wobei die Berechnung nach folgender Formel erfolgt:

126 Tauchtauglichkeitsuntersuchung

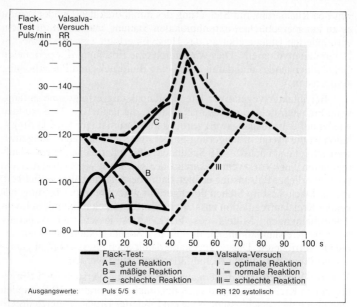

Abb. 27 Verschiedene Kreislaufregulationen bei Flack-Test und Valsalva-Versuch.

Index: $\dfrac{(\text{Ruhepuls} + \text{Puls am Ende der Übung} + \text{Puls nach 1 Minute}) - 200}{10}$

0 – 2 = sehr guter Leistungszustand, 3 – 5 gute Leistung, 6 – 10 ausreichende Leistung, über 10 unzureichende Leistungsfähigkeit, die Tauchtauglichkeit ist zumindest vorübergehend nicht gegeben.

Vitalkapazität: Nach maximaler Inspiration wird gegen ein Spirometer vollständig ausgeatmet, dabei soll der erste Test der Übung dienen und erst beim zweiten Mal das Meßergebnis festgehalten werden.

Die Vitalkapazität darf nicht weniger als 70% der errechneten Norm betragen, darunterliegende Werte deuten auf eine Lungenerkrankung hin. Da unter Wasser die Dichte der Luft zunimmt, steigt die Atemarbeit. Je tiefer der Tauchgang, umso mehr reduzieren sich Atemgrenzwert und 1-Sekunden-Kapazität. Funktionell tritt damit eine obstruktive Ventialationsstörung ein. Wenn schon vor dem Tauchen eine entsprechende Lungenveränderung besteht, kommt es unter Wasser zu einer Verstärkung der Ventilationsstörung. Daher kommt der Bestimmung der Vitalkapazität sowie der 1-Sekunden-Kapazität (Tiffenau-Test) eine zentrale Bedeutung zu. Die Grenzwerte sind der Tabelle der Europäischen Gemeinschaft für Kohle und Stahl zu entnehmen.

Tiffeneau-Test (1-Sekunden-Kapazität): Hiermit wird das nach maximaler Inspiration n 1 Sekunde ausgeatmete Luftvolumen gemessen und in Prozenten der Vitalkapazität ausgedrückt.

Der Test erlaubt eine gute Beurteilung des nutzbaren Anteils der Vitalkapazität und darf bei Jugendlichen nicht weniger als 80%, bei Älteren nicht weniger als 75% der Vitalkapazität betragen.

Atemgrenzwert: Während 10 Sekunden führt der Proband schnellstmögliche und tiefe Atemzüge aus. Das so gewonnene Ergebnis wird auf 1 Minute extrapoliert.

Um Hyperventilationserscheinungen zu vermeiden, soll die Zeit von 10 Sekunden nicht überschritten werden. Der ermittelte Wert erlaubt eine gute Aussage über die dynamischen Atemreserven, eine Verminderung spricht ebenfalls für eine obstruktive Atemwegserkrankung, wenn sie mehr als 30% der Norm beträgt. Die Normalwerte sind den entsprechenden Tabellen zu entnehmen.

Als ergänzende Untersuchungen sind, zumindest bei einer Erstuntersuchung, eine Röntgenaufnahme der Lunge sowie ein Belastungs-EKG zu empfehlen. Für die submaximale Leistung, die zwischen 5 und 10 Minuten bei einem Puls von etwa 170/min zu erbringen ist, besteht ein „steady state" in bezug auf Herz, Kreislauf und Atmung und kann die während eines Tauchgangs auftretenden körperlichen Höchstbelastungen nachvollziehen. Das physiologische Arbeitsvermögen, jetzt als Rate of Work at heart rate 170 (W 170) wird in Bezug zum Körpergewicht gesetzt. Beim normalen Mann bis 30 Jahre sollen dabei 3 W pro kg Körpergewicht erreicht werden, bei Frauen 2,5 W pro Kg KG. Jenseits des 30. Lebensjahres müssen 10% pro Lebensdekade abgezogen werden.

Neben den vorgenannten speziellen Tauchtauglichkeitstests ist bei der körperlichen Untersuchung einzelner Organe oder Systeme darauf einzugehen, welche spezifischen Belastungen beim Tauchen auftreten und ggf. eine Organ- oder Systemschädigung bewirken können bzw. welche Vorschäden einen Ausschlußgrund darstellen.

Bei der Untersuchung des Schädels stellt die HNO- und Augenuntersuchung einen gesonderten Untersuchungsgang dar. Bei der Überprüfung der Sehleistung genügen einfache Untersuchungen, es erfolgt eine Überprüfung des Pupillenreflexes sowie eine grobe Festlegung der Sehschärfe. Im Nahbereich müssen Instrumente abgelesen werden können, im Fernbereich muß über Wasser eine gute Orientierung möglich sein. Mittels Sehprobentafel läßt sich die Sehschärfe feststellen, bei Sehleistung unter 0,7 beidseits ist eine augenärztliche Konsiliaruntersuchung erforderlich und ggf. eine Korrektur der Tauchmaske mit entsprechend eingeschliffenen Gläsern notwendig. Kontaktlinsen sind unter Wasser nicht zu empfehlen, da sie leicht verloren werden können und außerdem die Möglichkeit einer Keratitis erhöht wird. Eine auch funktionelle Einäugigkeit bedingt durch die Maske eine noch weitere Gesichtsfeldeinschränkung und damit eine Reduzierung des von vorneherein begrenzten räumlichen Sehens unter Wasser. Netzhautablösungen sind im Gegensatz zu früherer Meinung auch bei hierfür disponierten stark kurzsichtigen Patienten eher unwahrscheinlich. Bei einem Weitwinkelglaukom treten nur geringe Augeninnendrucksschwankungen auf; nur wenn schon eine Sehnervenschädigung besteht, muß ein Tauch- und Schnorchelverbot ausgesprochen werden, da über den Tauchreflex oder Kälte eine Vasokonstriktion auftritt. Glaukommedikamente haben eine systemische Wirkung, so daß u. U. unter Wasser eine Kreislaufdysregulation oder ein Bronchospasmus auftreten könnte. Beim Engwinkelglaukom besteht unter Wasser die Gefahr des akuten Glaukomanfalles. Daher schließt ein enger Kammerwinkel die Tauchtauglichkeit auf Dauer aus.

Die Untersuchung der Nasennebenhöhlen stellt einen zentralen Teil der Tauchtauglichkeitsuntersuchungen dar. Circa 80% aller Taucherkrankheiten oder Tauchunfälle sind in diesem Bereich lokalisiert. Pathologische Prozesse (Polypen, Schleimhautschwellungen) im Bereiche der Verbindungsgänge zwischen Kiefer, Stirnhöhle und vorderer Siebbeinhöhle mit dem Infundibulum des mittleren Nasenganges bewirken Barotraumen. Damit werden alle Anomalien, die die Ventilation der Nasennebenhöhlen beeinträchtigen, bis zu einer möglichen chirurgischen Sanierung als Kontraindikation angesehen. Ebenso stellt jede Sinusitis (akut oder chronisch) eine Kontraindikation dar, bis entweder eine konservative oder operative Sanierung (Infundibulotomie) erfolgt.

Das dem Druck unter Wasser am besten zugängliche Organ im HNO-Bereich ist das Ohr. Im Bereiche des äußeren Gehörganges können ein Zerumenpropf oder eine Exostose eine Gehörgangsverlegung bewirken, so daß dieses mechanische Hindernis zunächst zu sanieren ist. Eine Otitis externa tritt hauptsächlich in feucht-warmen Klima auf, es kommt zu einer Mazeration der Gehörgangshaut. Häufig wird dies unterstützt durch die auch bei Tauchern übliche mechanische Irritation durch forcierte Spülungen oder Ausputzen mit Wattestäbchen. Als Prophylaxe bietet sich das Tragen eines Stirnbandes sowie das Einbringen einer entsprechenden öligen Lösung an.

Bei der Inspektion der Trommelfelle ist auf stattgehabte frühere oder akute Perforationen zu achten. Bei einer frischen Perforation besteht für 6 – 8 Wochen Tauchverbot, bei einer durchgeführten Tympanoplastik oder bei Narben nach stattgehabten Trommelfellperforationen bestehen keine Einschränkungen, wenn die Narbe belastbar ist. Eine chronische Otitis media, ein Cholesteatom oder eine Radikaloperation stellen in allen Fällen eine Kontraindikation dar. Eine mechanische Verlegung der Paukenhöhle bewirkt, daß ein auftretender Unterdruck nicht ausgeglichen werden kann, so daß ein Barotrauma des Mittelohres, evtl. sogar des Innenohres, auftreten kann.

Gelingt beim Abstieg der Druckausgleich durch eine blockierte Tube nicht, so wird durch einen forcierten Valsalva-Versuch ein erhöhter intrazerebraler Druck erzeugt. Dieser wirkt auf das runde Fenster, so daß eine Ruptur in Richtung Mittelohrhöhle mit Austritt von Perilymphe als Folgeerscheinung auftritt. Das Gegenteil, nämlich ein Implosionstrauma des Innenohres, kann auftreten, wenn das Tubenventil während der Dekompression verschlossen ist und ein Überdruck im Mittelohr entsteht. Es kommt dann zu einer Ruptur des ovalen und runden Fensters in Richtung Innenohr. Dies ist einem massiven Valsalva-Versuch gleichzusetzen.

Ein Dekompressionstrauma des Innenohres macht sich erst mit einer Latenz nach dem Auftauchen bemerkbar (alle anderen Schädigungen stellen ein Barotrauma dar). Nur dann ist eine Druckkammertherapie indiziert.

Eine akute Laryngitis stellt wegen der Gefahr eines Laryngospasmus ebenfalls eine zumindest vorübergehende Einschränkung der Tauchtauglichkeit dar.

Bei der Untersuchung des Respirationstraktes kommt der Lunge eine erhebliche Bedeutung zu. Bei Aufstiegen mit Geräteatmung kann eine behinderte Strömung der Luft durch obstruktive Erkrankungen zu einer Druckerhöhung führen. Dies hat eine Alveolenruptur mit Lufteintritt in die Blutbahn zur Folge, eine mögliche arterielle Embolie oder damit auch nachfolgend eine Hirnembolie, die zum Tod durch Ertrinken führen kann.

Die Ursachen können anatomisch bedingt sein (Zysten, Emphysemblasen), hauptsächlich jedoch durch Panikreaktionen, die zu einem Glottisverschluß führen. Ebenso können obstruktive Erkrankungen wie Bronchitis, Asthma bronichiale oder Emphysem ein entsprechendes Geschehen bewirken. Bemerkenswert ist, daß bisher unter Wasser noch nie ein akuter Asthmaanfall beschrieben worden ist. Daher kann bei einem Asthma bronchiale u. U. Tauchtauglichkeit bestehen, wenn eine normale Vitalkapazität und 1-Sekunden-Kapazität gemessen wird.

Ein einmal stattgehabter Spontanpneumothorax stellt eine absolute Kontraindikation dar, da er möglicherweise beim Aufstieg aus größeren Tiefen zu einem Spannungspneumothorax führen könnte.

Am Herz-Kreislauf-System bewirken Druckänderungen beim Tauchen Blutumverteilungen durch hydrostatischen Druck von der Peripherie zum Zentrum. Dies ist für Kreislaufgesunde unwichtig. Die Begleitumstände, nämlich Kälte, Streß, Angst, mangelnder Trainingszustand, führen zu einer Erhöhung des Blutdruckes und des Pulses. Das Herzvolumen steigt, auch die Catecholaminausschüttung ist erhöht.

Herzvitien mit Links-rechts-Shunt stellen eine Kontraindikation dar, da mögliche Gasblasen in der Diastole vom rechten zum linken Ventrikel gelangen können und so eine arterielle Gasembolie, die meist zentral zu liegen kommt, bewirken können. Herzklappenfehler können je nach hämodynamischer Auswirkung ebenfalls eine Kontraindikation darstellen. Die koronare Herzkrankheit stellt bis zu 60% Lumeneinengung in Ruhe keine Verminderung der Blutdurchflußrate dar. Unter Belastung und zusätzlichen Faktoren wie Kälte und Angst unter Wasser kann es zu einem Spasmus, nachfolgender Arrhythmie und dadurch bedingtem Herztod kommen. Daher sind koronare Herzkranke unter allen Umständen einer Ergometrie zuzuführen. Patienten mit erfolgreich durchgeführter Bypass-Operation können unter Umständen wieder tauchtauglich werden.

Rhythmusstörungen stellen üblicherweise keine Kontraindikation dar, wenn organische Ursachen ausgeschlossen sind. AV-Überleitungsstörungen stellen in einfacher Form ebenfalls keine Kontraindikation dar, ein AV-Block II. oder III. Grades sowie ein Rechts- oder Linksschenkelblock sind jedoch meistens eine Kontraindikation beim Tauchen.

Eine manifeste Hyper- oder Hypotonie kann einen Ausschlußgrund darstellen, wobei festzustellen ist, daß durch die Druckveränderungen unter Wasser normalerweise keine Blutdruckveränderungen auftreten können; jedoch kann durch Kälte oder Angst und dadurch bedingter Katecholaminausschüttung eine erhebliche Blutdrucksteigerung erfolgen.

Bei nichtnormotonen Kreislaufverhältnissen ist daher eine Ergometrie erforderlich, die unter standardisierten Bedingungen (Franz, 1984) erfolgt. Als oberer Grenzwert bei Männern zwischen 20 und 50 Jahren ist ein Blutdruck von 200/100 bei 100 Watt anzusehen, bei älteren Probanden liegen die Werte etwas höher. Dies gilt auch bei einer medikamentös eingestellten Hypertonie. Calciumantagonisten haben keinen negativen Einfluß, Beta-Blocker beeinträchtigen die Leistungsfähigkeit, insbesondere erfolgt eine Pulsfrequenzsenkung, die in Verbindung mit dem Tauchreflex zu einer Bradykardie führen kann.

Eine Hypotonie ist im allgemeinen harmlos, beim orthostatischen Syndrom sind jedoch weitere Untersuchungen, wie der schon genannte Flack-Test, durchzuführen.

Im Bereiche des Abdomens sowie des Urogenitalsystems können mannigfaltige Einschränkungen der Tauchtauglichkeit bestehen.

Bei Hernien, insbesondere bei enger Bruchlücke, kann es beim Auftauchen zur Inkarzeration kommen. Gaseinschlüsse in den Hernien dehnen sich aus, so daß u. U. ein akut operationsbedürftiger Befund resultiert. Nach einer Hernienoperation muß die Narbe belastbar sein. Zwerchfell- und Hiatusgleithernien können zu Refluxösophagitis führen. Die daraus resultierende Refluxkrankheit kann u. U. zu übereilten Aufstiegen führen und bedingt daher eine zumindest relative Tauchuntauglichkeit. In seltenen Fällen sind durch die genannten Erkrankungen schon Magenrupturen bei Schnellaufstiegen beschrieben worden.

Akute und chronische Erkrankungen des Urogenitalsystems sind ebenso wie eine dekompensierte Niereninsuffizienz als Kontraindikation anzusehen. Nieren- und Uretersteine in abgangsfähiger Position stellen ebenfalls eine Kontraindikation dar, während Gallensteine dies im allgemeinen nicht bedingen.

Patienten nach Nierentransplantation, ebenso Dialysepatienten, sind selbstverständlich nicht tauchtauglich. Patienten mit einer Hydro-, Spermato- oder Varikozele können tauchen, wenn sie sich nicht selbst eine Tauchbeschränkung auferlegen.

Wie schon erörtert, stellt eine Gravidität keine absolute Kontraindikation dar. Die Meinungsbildung zum Tauchen in der Schwangerschaft ist nach wie vor different. Als allgemeine Empfehlung kann gelten, daß Tauchgänge bis max. 20 m Tiefe durchgeführt werden und vom zeitlichen Limit zur sicheren Seite hin geplant werden, eine fünfminütige Dekompressionspause unabhängig von der Tauchtiefe durchgeführt wird und letztlich das Wohlbefinden der Schwangeren den Ausschlag zum Tauchen geben muß. Dies setzt jedoch eine intakte Gravidität ohne Komplikationen voraus, bei einem wie auch immer gearteten erhöhten Abortrisiko ist Tauchen während der Schwangerschaft kontraindiziert.

Während der Menses ist Tauchen entsprechend dem Wohlbefinden der Frau uneingeschränkt möglich. In der Menopause kann eine vorübergehende Tauchuntauglichkeit dann gegeben sein, wenn starke vegetative oder psychische Alterationen vorliegen, die eine verminderte Reaktionsfähigkeit bedingen.

Bei Einschränkungen im Bewegungsapparat ist die Erlaubnis zum Tauchen differenziert zu betrachten: Patienten mit Bandscheibenvorfall und Wurzelkompression können nicht tauchen, ebensowenig Patienten mit akuter Lumbago, denn diese könnte mit einer akuten Dekompressionskrankheit verwechselt werden. Bei Skoliosen oder Kyphosen kann bei nicht wesentlicher Einschränkungen der Lungenfunktion das Tauchen gestattet werden. Arthrosen mit starker Behinderung am entsprechenden Gelenk bedingen ebenfalls ein Tauchverbot, ebenfalls habituelle Luxationen, z.B. an der Schulter. Prothesenträger im Bereiche des Hüft- oder Kniegelenkes können, wenn keine anderen Beschränkungen bestehen, durchaus den Tauchsport ausüben. Auch Amputationen bedingen bei ansonsten funktionierendem Bewegungssystem nicht grundsätzlich ein Tauchverbot.

Im Bereich der Stoffwechselstörungen steht im Vordergrund der Diabetes mellitus. Durch regelmäßige körperliche Aktivität, insbesondere auch durch regelmäßige Schwimmbadübungen und Dauerbelastung beim Schwimmen bessert sich die Stoffwechselsituation, so daß die Tauchtauglichkeit differenziert betrachtet werden muß. Beim insulinabhängigen juvenilen Diabetiker (Typ I) kann bei unvorhergesehenen Belastungen unter Wasser Bewußtlosigkeit auftreten, eine unter Wasser auftretende Hypoglykämie kann zur Bewußtlosigkeit und zu nachfolgendem Ertrinken führen und bedingt daher ein dauerndes Tauchverbot. Taucher mit einem Diabetes vom Typ I können daher nur mit wenigen Ausnahmen (keine Gefäßveränderung, keine hypoglykämischen Zustände) als tauchtauglich angesehen werden, im übrigen ist dieser Diabetiker zum Tauchen ungeeignet.

Beim Typ-II-Diabetiker ist Tauchtauglichkeit gegeben, wenn ein diätetisch oder mit Tabletten gut eingestellter Diabetes beherrscht wird und noch keine Spätschäden des Diabetes mellitus vorliegen. Patienten mit Gefäßveränderungen (Retinopathie, Nephropathie und Hypertonus) sind auf Dauer auch beim Typ II nicht zum Tauchen zuzulassen.

Die Adipositas stellt ebenfalls eine relative Kontraindikation für das Tauchen dar, da adipöse Taucher deutlich anfälliger für eine Dekompressionskrankheit sind. Ein Übergewicht von mehr als 25 – 30% nach Broca (Körpergröße in cm minus 100) gilt als Ausschlußkriterium.

Von seiten der psychischen Gesamtsituation muß heute eine wesentlich differenziertere Betrachtung erfolgen als bisher, da etwa $^{3}/_{4}$ aller Tauchunfälle auf menschliches Versagen bzw. Panikreaktionen zurückzuführen sind. In Panik kommt es unter Wasser zu einer Bewußtseinseinschränkung mit oft sinnlosen, primitiven Abwehr- und Fluchtreaktionen, Erregungs- und Hemmungszuständen und globaler Hilflosigkeit. Die daraus resultierenden Handlungen, die dem ursprünglich gewünschten Zweck entgegenstehen, sind gelegentlich Ursache von ansonsten abwendbaren Katastrophenreaktionen. Daher muß bei der klinischen Untersuchungen jeder Hinweis, auch das frühere Auftreten von Panikattacken, als Kriterium einer dauernden Tauchuntauglichkeit gesehen werden.

Angst und körperliche Symptome treten unter Wasser meistens blitzartig auf und erreichen nach einigen Minuten ihr Maximum. Dabei zeigen sich Atemnot, Beklemmungen, Ohnmachtsgefühl, Erhöhung der Herzfrequenz, Zittern, Schwitzen, Übelkeit, Parästhesien und ein vitales Angstempfinden. Dies trübt die Reaktionsfähigkeit, notwendige motorische Handlungen finden nicht mehr statt, aber auch Gewaltattacken sind möglich, Angst kann sehr schnell in eine Panikreaktion übergehen.

Auch Depressionen beinhalten immer eine Angstkomponente, so daß die Frage nach einer früheren oder noch andauernden Therapie mit Psychopharmaka unerläßlich ist. Gegebenenfalls ist eine zusätzliche Untersuchung beim Psychiater oder Neurologen einzuleiten. Manifeste psychiatrische Erkrankungen wie Psychosen, Neurosen oder Phobien, aber auch Suchtkrankheiten, exogene und endogene Intoxikationen bedingen ein Tauchverbot.

Im Bereich der neurologischen Erkrankungen sind abgelaufene Schädelhirnverletzungen wie Commotio oder Contusio cerebri dann als Kontraindikation anzusehen, wenn Folgeschäden manifest sind, insbesondere können unter Wasser epileptische Anfälle provoziert werden.

Traumatische Rückenmarksschäden ab dem mittleren Brustmark können bei leichten oder mittelschweren Folgezuständen u. U. eine Tauchtauglichkeit ermöglichen, in seltenen Fällen ist sogar einem komplett querschnittgelähmten Patienten das Tauchen zu gestatten, wenn es unter entsprechenden Bedingungen und Überwachung stattfindet.

Patienten mit einem Morbus Parkinson sind auf Dauer tauchuntauglich, da unter Wasser u. U. der Verlust des Gerätemundstücks droht. Bei einer MS kann ein akuter Schub ausgelöst werden, Patienten mit häufigen Migräneattacken sind ebenfalls auszuschließen, da die Möglichkeit des Erbrechens und der Desorientiertheit besteht. Ebenso sind Patienten mit einem manifesten Epilepsieleiden nicht zum Tauchen geeignet, da unter Wasser Anfälle provoziert werden können.

In diesem Zusammenhang muß auch die Frage aufgeworfen werden, ob Behinderte zum Tauchsport geeignet sind. Grundsätzlich kann dies bejaht werden, wenn die vorgenannten Ausschlußkriterien nicht gegeben sind, ein erfahrener Begleiter zur Verfügung steht und die Tauchbedingungen einfach sind (klarsichtiges Becken oder Freiwasser, geringere Tiefe, nötige Eigenverantwortung des Behinderten).

Neben diesen vorgenannten Kriterien gibt es weitere Ausschlußgründe, die den Grundsätzen der GTÜM entsprechen. Die Tauchtauglichkeitsuntersuchung sollte daher nach den von dieser Gesellschaft festgelegten Kriterien erfolgen.

Nachuntersuchung und Kontraindikationen

Bei Wiederholungsuntersuchungen ist nach demselben Untersuchungsgang zu verfahren; haben sich zwischenzeitlich keine gesundheitlichen und anamnestisch faßbaren Veränderungen ergeben, so können einige Untersuchungen wie Belastungs-EKG, Röntgen des Thorax und Druckkammer- bzw. Schwimmbadtest entfallen bzw. in größeren Abständen durchgeführt werden.

Bei einer entsprechenden Zwischenanamnese sind gegebenenfalls eingehendere Untersuchungen erforderlich, die über das Maß der genannten Tests hinausgehen; hier wird häufig die Zuziehung von Spezialisten unumgänglich sein.

Die absoluten Kontraindikationen entsprechen denen bei anderen Leistungssportarten und brauchen hier nicht näher erläutert zu werden; zusätzlich sind die tauchspezifischen Kontraindikationen zu berücksichtigen. Bei den relativen Kontraindikationen handelt es sich hauptsächlich um zeitlich begrenzte Erkrankungen im HNO-Bereich sowie um mangelndes Kreislauftraining oder Übergewicht.

Die häufigsten Ausschlußgründe sind, in der Reihenfolge ihrer Nennung: Hypertonie (hauptsächlich bei 20- bis 30jährigen), ungenügender Ruffier-Test, kardiale Erkrankungen, Trommelfell- und Mittelohrschäden, mangelnde Fähigkeit zum Druckausgleich, Übergewicht, Nasen- und Nasennebenhöhlenerkrankungen, Schilddrüsenüberfunktion, neurologische Störungen, Nierenerkrankungen, mangelhafter Flack-Test, Lungenerkrankungen (vor allem Pleuraadhäsionen) und Zahndefekte.

Viel zu selten erfolgt allerdings ein Tauchverbot aufgrund psychischer Fehlhaltungen und auffallend abnormer Persönlichkeitsstruktur, in diesem Bereich läßt sich vermutlich eine bessere Unfallprophylaxe durchführen als allein durch Tauchverbot wegen körperlicher Mängel.

Rechtsmedizinische Aspekte bei Tauchunfällen

Tauchunfälle mit Folgeschäden oder Todesfolge ziehen eine Reihe von versicherungsrechtlichen Fragen nach sich, Entschädigungsansprüche werden vornehmlich über eine bestehende private Unfallversicherung geltend gemacht.

Grundlage der Entschädigung ist wie bei jedem Unfall die Klärung der Frage, ob es sich um einen Unfall im versicherungsrechtlichen Sinn gehandelt hat. Als Unfall ist ein plötzlich oder unvorhersehbares von außen auf den Körper einwirkendes Ereignis anzusehen, wodurch ein unfreiwillig in Kauf genommener Gesundheitsschaden eintritt. Bei Schwimm- und Tauchunfällen wird eine Versicherungsleistung oft abgelehnt, weil auf Badetod erkannt wird.

Der Badetod ist ein zufällig im Wasser eintretender Tod durch vorbestehende organische Erkrankungen, in der Regel Herz-Kreislauf-Erkrankungen (Infarkt, Kreislaufkollaps, Hypoglykämie usw.).

Der Tod durch Ertrinken beim Schwimmen oder Tauchen erfolgt durch ein von außen einwirkendes Ereignis wie starke Strömung, Wellengang oder Verfangen in einem Fischernetz. Auch der Caissonunfall oder die akute Lungenüberdehnung beim plötzlichen Aufstieg, bedingt durch eine äußere Gefahrensituation, sind, wenn nicht grobe Fahrlässigkeit vorliegt, als Unfalltod anzusehen.

Wird ein Tauchunfall überlebt und bleiben Folgeschäden zurück, so obliegt dem verunglückten Taucher die Beweisführung, daß es sich um einen Unfall gehandelt hat. Dies ist meist durch Würdigung der äußeren Umstände, durch eigene und Aussagen der Tauchpartner möglich. Bei Geltendmachung von Folgeschäden gegenüber einer privatrechtlichen Unfallversicherung ist der Zustand maßgebend, wie er 3 Jahre nach dem Unfall als sicher vorhersehbar ist. Die Beurteilung erfolgt in Prozent der Beeinträchtigung der Arbeitsfähigkeit und nach der Gliedertaxe unter Berücksichtigung individueller Erwerbsfaktoren (AUB). Bei Ansprüchen gegenüber den Trägern der gesetzlichen Sozialversicherung erfolgt die Beurteilung in der prozentualen Minderung der Erwerbsfähigkeit. Beide Verfahren weisen oft erheblich voneinander abweichende prozentuale Einschätzungen auf.

Ist ein Tauchunfall tödlich verlaufen, so stützt sich die Beurteilung, ob es sich um einen Badetod oder einen Ertrinkungstod, also einen Unfall, gehandelt hat, auf die Aussage von Zeugen, eine sachverständige technische Geräteüberprüfung und auf das Obduktionsergebnis. Vor allem das Obduktionsergebnis hat entscheidende Beweiskraft; die Obduktion muß, zumindest teilweise, unter Wasser erfolgen. Luftblasenansammlungen lassen sich dabei am besten in Organen mit guter Fettgewebsausbildung sowie in Gefäßen nachweisen.

Anhand eigener gutachterlicher Tätigkeit soll die versicherungsrechtliche Problematik eines tödlichen Tauchunfalls aufgezeigt werden:

Ein 57jähriger Taucher, H. P. F., unternahm mit einem Tauchlehrer und einem weiteren Tauchkameraden Anfang Mai einen Tauchgang im Starnberger See auf 23 m Tiefe. Die im März des gleichen Jahres durchgeführte Tauchuntersuchung war unauffällig. Der Taucher F. hatte bisher 13 Tauchgänge im Freiwasser absolviert, 10 in tropischen Meeren und 3 im Starnberger See. Die Wasseroberflächentemperatur betrug 8 °C, ab 8 – 10 m herrschten 4 °C. Nach einem Tauchgang von 10 Minuten wurde bis auf 11 m hochgetaucht, dort war F. noch völlig unauffällig. Ohne Anzeichen oder Verständigung seiner Tauchpartner aktivierte F. in dieser Tiefe seine Tarierweste und gelangte rasch zur Oberfläche, ohne daß seine Partner folgen konnten. An der Oberfläche gab er einer am Ufer stehenden Person Handzeichen, die nach ca. 1 Minute eingestellt wurden. Nach Bergung aus dem Wasser waren keine Lebenszeichen mehr vorhanden, Wiederbelebungsversuche blieben erfolglos. Die anschließend durchgeführte technische Überprüfung des Tauchgeräts war unauffällig, es wurde lediglich auf den für diese Wassertemperaturen zu dünnen Tauchanzug von 2 mm Stärke und die gezogene Reserveschaltung bei ausreichendem Luftvorrat hingewiesen. Bei der staatsanwaltschaftlich angeordneten Obduktion wurde als Nebenbefund eine Anisokorie festgestellt, als Todesursache wurde erkannt: natürlicher Tod durch Rechtsherzversagen bei Rechtshypertrophie. Da somit ein Unfall im Sinne der AUB nicht vorlag, erfolgte keine Leistung durch die mehrfach abgeschlossenen Unfallversicherungen. Durch eigene anschließende gutachterliche Würdigung wurde jedoch auf Unfalltod erkannt, da die Leiche nicht unter Wasser eröffnet wurde und es sich nach Würdigung der Umstände um einen Panikaufstieg infolge Kälteeinwirkung mit begleitender Luftembolie handeln mußte. Ein daraufhin von einer Versicherungsgesellschaft in die Wege geleitetes Obergutachten bestätigte diese Diagnose und erkannte auf Unfalltod. Es wurden daraufhin Versicherungsleistungen von ca. 750 000 DM an die Hinterbliebenen als Unfallrente ausbezahlt.

Die Beurteilung von Folgeschäden eines Tauchunfalls bzw. die Abgrenzung, ob es sich um einen Bade- oder Ertrinkungstod gehandelt hat, ist problematisch und sollte daher den von den Berufsgenossenschaften ermächtigten Ärzten bzw. mit Tauchunfällen erfahrenen Obduzenten vorbehalten bleiben.

Anhang

Bezugsnachweis für Tauchuntersuchungsbögen

GTÜM (Gesellschaft für Tauch- und Überdruckmedizin), Konstanty-Gutschow-Str. 8, 3000 Hannover 61

Stationäre Druckkammern

Nachfolgend sind nur solche Kammern aufgeführt, die ständig einsatzbereit sind. Ein detailliertes Druckkammerverzeichnis wird unter der Bezeichnung „Gnom Europa" von W. Söhngen, 6204 Taunusstein-Wehen, herausgegeben.

Therapieeinrichtungen mit 24-Stunden-Bereitschaft/ Bundesrepublik Deutschland

1. Schiffahrtmedizinisches Institut der Marine – **Mehrplatzkammer!**
   Druckkammeranlage HYDRA 2000
   Kopperpahler Allee 120
   2300 Kronshagen
   Tel.: (04 31) 54 09 - 17 11 oder 17 15 (Zentrale 54 09 - 0)

2. St.-Josef-Hospital, Laar – **Mehrplatzkammer!**
   Ahrstraße 100
   4100 Duisburg 12
   Tel.: (02 03) 8 00 10 oder 80 01 - 6 20

3. Institut für Hyperbare Medizin und – **Mehrplatzkammer!**
   Tauchmedizin an der orthopädischen
   Klinik und Poliklinik der
   Freien Universität Berlin
   Clayallee 223
   1000 Berlin 33
   Tel.: (0 30) 8 10 04 - 1

4. Bundeswehrkrankenhaus Ulm — **Mehrplatzkammer!**
Oberer Eselsberg 40
7900 Ulm/Donau
Tel.: (07 31) 1 71 - 22 85 oder 22 86

5. Branddirektion München — **Mehrplatzkammer!**
Feuerwache 5
Arbeitsgruppe Hyperbare Medizin der Technischen Universität München
Anzinger Straße 41
8000 München 80
Tel.: (0 89) 40 66 55

6. Universitätsklinik Mainz — **Monoplatzkammer!**
Institut für Anästhesiologie
Langenbeckstraße 1
6500 Mainz
Tel.: (0 61 31) 17 - 0 oder 25 15

Österreich

Department für Thoraxchirurgie und Hyperbare Medizin, Universitätsklinik Graz, Landeskrankenhaus, Tel. 0 316 / 3 85 / 2 05 oder 7 95

Schweiz

Universitätsspital/Zürich, Medizinische Klinik, CH-8006 Zürich, Tel.: Zentrale 01 255 11 11, Druckkammerlabor 01 255 20 36
Hôspital Cantonal de Lausanne, Clinique médicinale, Dpt. réanimation, CH-1011 Lausanne, Tel. 021 41 11 11
Für den Transport von verunglückten Tauchern stehen mehrere Einmannkammern zur Verfügung, die über die Schweizerische Rettungsflugwacht SRFW, Tel. 01 47 47 47, angefordert werden können.

Hubschraubertransport

Bundesrepublik Deutschland

SAR-Leitstelle Glücksburg, 2392 Glücksburg, Tel. 0 46 31 / 86 25, SAR-Leitstelle Goch, 4180 Goch, Tel. 0 28 23 / 33 33

Austauchtabellen

Austauchtabellen (Abb. **23 a, b,** S. 101 - 104) dienen dazu, bei der Tauchgangplanung festzulegen, ob der vorgesehene Tauchgang innerhalb der Nullzeit durchgeführt werden kann, bzw. es können die notwendig werdenden Austauchpausen auf den einzelnen Stufen abgelesen werden. Tritt ein Dekompressionsunfall ein, so kann sich der behandelnde Arzt, wenn ihm Tauchzeit und -tiefe bekannt sind, ein Bild über die mögliche Schwere des Dekompressionsunfalls machen.

Die früheren US-Navy-Tabellen wurden Mitte der 80er Jahre von den Bühlmann-Hahn-Tabellen abgelöst. Dies war ein wesentlicher Schritt zur sichereren Seite, trotzdem müssen einige, zunächst nicht erklärbare Tauchunfälle auch diesen Tabellen angelastet werden.

Darauf basierend, wurden am medizinischen Forschungsinstitut der US-Marine neue Tabellen erstellt, die dem Umstand Rechnung tragen, daß bei sog. „hochbelasteten Tauchgängen", also solchen mit langen Dekozeiten, die Restrisiken hoch sind. Diese Tauchgänge sind daher in den Tabellen mit längeren Dekozeiten belastet, die Nullzeiten haben sich jedoch meist kaum verlängert. Die darauf basierenden modifizierten Tabellen von M. Hahn (1992) tragen dem Rechnung. Gleichzeitig ist das System der Wiederholungstauchgänge an die höheren Risiken angepaßt worden, ebenso ergeben sich längere Wartezeiten bis zum Flug. Auch die Risiken der sog. Jo-Jo-Tauchgänge sind in den Tabellen berücksichtigt, wobei gerade hier der Tauchcomputer den Tabellen eindeutig überlegen ist.

Hinweise für den Gebrauch der Austauchtabellen

1. Tauchtiefe: Für die Berechnung wird immer die größte aufgesuchte Tiefe herangezogen, auch wenn der Aufenthalt dort nur während eines Teils der Gesamttauchzeit erfolgte. Bei Zwischenwerten muß auf den nächst größeren in der Tabelle angegebenen Tiefenwert aufgerundet werden.

2. Tauchzeit: Sie beinhaltet Abstieg und Aufenthalt in der Tiefe bis zum Beginn des Aufstiegs. Bei Zwischenwerten muß ebenfalls auf die nächst höhere Tabellenzeit aufgerundet werden. Sind Dekompressionspausen einzuhalten, so müssen etwaige vor Erreichen der Dekompressionsstufe durchgeführte Haltezeiten in größeren Tiefen zur Tauchzeit addiert werden.

3. Dekompressionsstufen: Diese müssen auf den Meter genau eingehalten werden und sollen in horizontaler Körperlage zugebracht werden, während der Pausen soll sich der Taucher sparsam bewegen.

Gebrauchsanleitung

A. Ist die Grundzeit kürzer oder gleichlang wie die angegebene Nullzeit, kann ohne Austauchpausen aufgetaucht werden. Es wird empfohlen, die Auftauchgeschwindigkeit von 10 m/min einzuhalten.
B. Ist die Grundzeit länger als die Nullzeit, müssen Austauchpausen eingehalten werden.
C. Liegt die Grundzeit zwischen zwei Zeiten der Tabelle, wird bei der längeren Zeit abgelesen.
D. Liegt die Tiefe zwischen zwei Tiefen der Tabelle, wird bei der größeren Tiefe abgelesen.
E. Bei kurzer, starker Anstrengung oder sehr kaltem Wasser wird die nächsthöhere Zeitstufe abgelesen.
F. Bei längerer, starker Anstrengung müssen 50% zur Grundzeit zugeschlagen werden.
G. Wiederholungstauchgänge:
In der Tabelle werden in der Zeile mit der Wiederholungsgruppe des vorangegangenen Tauchgangs die Spalten gesucht, zwischen denen die Oberflächenpause liegt. Die Trennlinie weist in die passende Spalte der Zeitzuschlag-Tabelle. Dort wird der Zeitzuschlag in der Zeile abgelesen, an deren Anfang die Tiefe des Wiederholungstauchgangs steht. Der so gefundene Zuschlag wird zur tatsächlichen Grundzeit des Wiederholungstauchgangs zugezählt. Mit dieser erhöhten Grundzeit wird der Dekompressionsplan nach den Regeln A–F in der Dekompressionstabelle ermittelt.
H. Liegt die Tiefe des Wiederholungstauchgangs zwischen zwei Werten der Tabelle, wird in der Zeitzuschlag-Tabelle die Zeile mit der nächst kleineren Tiefe abgelesen. Ausgetaucht wird (s. Regel D) nach der Tabelle mit der nächstgrößeren Tiefe.
I. Ist die Oberflächenpause gleich einer der Zeiten in der Oberflächenpausen-Tabelle, gilt die Spalte links von dieser Zahl.
J. Ist die Oberflächenpause gleich oder kürzer als die kleinste Zeitangabe in der maßgebenden Zeile der Tabelle 5, dann gelten die Tauchgänge als ununterbrochen, die Grundzeiten müssen addiert und die größte Tauchtiefe angesetzt werden.
K. Nach Ende eines Wiederholungstauchgangs gilt die Wiederholungsgruppe, die sich für den letzten Tauchgang aus der Tabellenablesung ergibt.
L. Geflogen werden darf erst nach Ablauf der in der letzten Spalte der Oberflächenpausentabelle unter dem Flugzeugsymbol angegebenen Wartezeit.

Zeitstufen der Wiederholungsgruppen G sollten nur in Notfällen oder als Summe aus Grundzeit und Zeitzuschlag benutzt werden. Bei voller Inanspruchnahme dieser Grundzeiten ist das Risiko von Dekompressionskrankheiten erhöht.

Infektionsmöglichkeiten in tropischen Ländern und deren Prophylaxe

Bei Tauchreisen in tropische Länder soll durch entsprechende Prophylaxe das Auftreten einer Infektionskrankheit vermieden werden. Der behandelnde Arzt hat dabei durch Beratung oder Impfung die Möglichkeit, entsprechenden Infekten vorzubeugen. Werden Impfungen durchgeführt, so sind diese in den von der WHO anerkannten gelben Impfausweis einzutragen und amtlich zu beglaubigen. Da die Impfpflichten laufend wechseln, ist es ratsam, vor Antritt einer Reise in ferne Länder Auskünfte über Reisebüros, Konsulate oder die Landesimpfanstalten einzuholen. Bei der Beratung des Tauchers sind folgende Infektionskrankheiten zu berücksichtigen:

Tetanus: Der ordnungsgemäß durchgeführte aktive und passive Impfschutz hält 10 Jahre, ggf. ist eine Auffrischung oder Neuimmunisierung erforderlich.

Malaria: Eine Prophylaxe ist für alle tropischen Länder, auch für Nordafrika, anzuraten. Empfohlen wird die Gabe von Fansidar 2 Tabletten unmittelbar vor Reiseantritt, weiterhin alle 14 Tage 2 Tabletten bis mindestens 6 Wochen nach Rückkehr.

Poliomyelitis: Sofern die Schluckimpfung länger als 5 Jahre zurückliegt, muß diese erneut durchgeführt werden.

Hepatitis A: Die Erkrankungshäufigkeit in tropischen Ländern mit ungenügenden hygienischen Verhältnissen ist hoch, als Prophylaxe wird die Gabe von Beriglobin 0,1 ml/kgKG, mindestens jedoch 5 ml empfohlen. Der Impfschutz hält ca. 3 – 4 Monate an.

Pocken: Die Erkrankung ist praktisch ausgestorben, die Impfung wird nur noch von einigen wenigen Ländern verlangt. Bei Erstimpfung ist eine Impfreaktion innerhalb von 14 Tagen zu erwarten, sie sollte daher mindestens 2 Wochen vor Reiseantritt durchgeführt werden, die Nachschau erfolgt 6 – 8 Tage nach der Inokulation. Bei Erstimpfungen kann die Impfreaktion stark sein, bei Wiederholungsimpfungen ist sie abgeschwächt. Es besteht ein amtlich gültiger Impfschutz von 3 Jahren.

Gelbfieber: Bei dieser durch Stechmücken übertragenen Viruserkrankung soll die Impfung 1 Monat vor Reiseantritt durchgeführt werden. Impfreaktionen sind selten, es besteht ein amtlich gültiger Impfschutz von 10 Jahren.

Typhus: Sowohl Injektionsimpfung als auch Schluckimpfung bieten nur einen relativen, zeitlich begrenzten Schutz. Zehn Tage vor Abreise werden an 3 aufeinanderfolgenden Tagen morgens nüchtern jeweils 3 Dragees geschluckt, parenteral erfolgen 2 Injektionen im Abstand von 4 Wochen. Zur Anwendung kommen Taboral oder Typhoral. Die Impfwirkung hält mindestens 3 Monate ein.

Cholera: Die Grundimmunisierung wird mit 2 Injektionen im Abstand von 1 – 4 Wochen durchgeführt, die Impfreaktion ist meist gering. Der Impfschutz ist begrenzt und amtlich für 6 Monate gültig.

Bilharziose: Die Erkrankung erfolgt durch Übertragung von Schnecken in Süßwasserflüssen und -seen in südlichen Ländern. Eine medikamentöse Vorbeugung ist nicht bekannt, eine wirksame Prophylaxe ist in einem Badeverbot in entsprechenden Gewässern zu sehen.

Geschlechtskrankheiten: Syphilis und Gonorrö sind in tropischen Ländern noch weit verbreitet und gewinnen wieder zunehmend an Bedeutung. Eine medikamentöse Prophylaxe läßt sich nicht durchführen, die Vorbeugung besteht in der entsprechenden Beratung und der Anwendung persönlicher Schutzmittel. Die zunehmende Ausbreitung von AIDS, in verschiedenen Gebieten bereits endemisch, zwingt zu kontrolliertem Sexualverhalten.

Urlaubsapotheke für Taucher

Neben den individuell erforderlichen Medikamente wird folgende Grundausstattung für Tauchreisen empfohlen:

Verbandszeug:
- 3 – 5 sterile Verbandspäckchen (evtl. Druckverband),
- 2 elastische Binden (6 – 8 cm breit),
- je 1 Rolle Heftpflaster $2\,^1/_2$ und 5 cm breit,
- 3 Sofratüll-Gazepäckchen,
- Desinfektionstupfer,
- 1 kleine Flasche Desinfektionsspray,
- 1 kleine Flasche Nobecutanspray,
- 1 Verbandschere,
- 1 Dreiecktuch,
- mehrere Sicherheitsnadeln.

Medikamente gegen:
- Reisekrankheit: Scopoderm TTS, Vomex A,
- Durchfall: Kohlekompretten, Imodium, Tannacomp (Prophylaxe!),
- Verstopfung: Agarol, Obstinol,
- Schmerzen: Nedolon P, Tramal,
- infektiöse Erkrankungen: Vibramycin, Bactrim forte,
- Erkrankungen im HNO-Bereich: Dexa-Rhinospray,
- Gehörgangsentzündungen: Panotile-N-Tropfen,
- Allergie/Sonnenstich: Corto-Tavegil-Gel, Calcium-forte-Brausetabletten,

- Pilzbefall äußerlich: Canesten-Lösung,
- Fieber: Paracetamol, Aspirin,
- Muskel- und Gelenkbeschwerden: Voltaren 50, Ibuprofen.

Ausstattung einer Tauchbasis

Neben den genannten Materialien und Medikamenten kann für die weitere Ausstattung einer Tauchbasis folgende, nur vom Arzt einzusetzende Ausstattung empfohlen werden:

Instrumentelle Ausstattung:
- Stethoskop, Blutdruckgerät, Taschenlampe, Ohrtrichter,
- Ambu-Beatmungsbeutel mit Maske und Orotubus, evtl. 5-Liter-Sauerstoffflasche,
- 1 kleines chirurgisches Besteck (Pinzette, Schere, 2 scharfe Klemmchen, Einmalskalpell, 4,0-Nahtmaterial) mit Lokalanästhetikum (Lidocain oder Xylocain), 3 Paar chirurgische Handschuhe, Größe 7–7$^1/_2$,
- je 5 Spritzen zu 2, 5, 10 ml, evtl. eine Pleurakanüle,
- 5 Infusionssysteme mit 10 Braunülen, 1 Stauschlauch,
- Tupfer, Verbandmaterial, Desinfektionsspray wie oben, jedoch in größerer Menge,
- 1 Kramer-Schiene, Mundspatel,
- 20 Injektionsnadeln verschiedener Größe.

Medikamente:
Schock-Kreislaufmittel
Infusionslösungen (Lagerzeit auch bei großen Temperaturschwankungen mindestens 2 Jahre):
- Volumenersatzmittel: HÄS, Plasmasteril,
- Vollelektrolytlösungen: Kochsalzlösung 0,9%, Ringer-Lactat,
- freie Lösung zur Medikamentenverabreichung: Glucose 5%,
- Thromboseprophylaxe: Rheomacrodex 10%,

Medikamente in Ampullenform:
- Schock, schwere Allergie: Decadronphosphat 3 Amp., Soludecortin-H 3 Amp. zu 250 mg,
- Hypotonie: Akrinor 3 Amp. zu 2 ml bzw. Effortil-Tropfen;
- Bradykardie: Atropin 2 Amp. zu 1 ml,
- Kreislaufstillstand: Suprarenin 2 Amp. zu 1 ml, Natriumbicarbonat 8,4% 250 ml,
- Lungenödem: Lasix 3 Amp. zu 2 ml, Hydromedin 1 Amp. zu 50 ml,
- Herzrhythmusstörungen: Xylocain 2% 2 Amp. zu 5 ml,
- Aqua dest. pro injectione 5 Amp. zu 10 ml.

Antiallergika, Antiasthmatika
- ebenfalls Soludecortin-H,
- Calcium 10% 3 Amp. zu 10 ml,
- Tavegil 5 Amp. zu 2 ml,
- Euphyllin 3 Amp. zu 10 ml,
- Berotec-Spray 1 Fläschchen.

Schmerzmittel/Sedativa
- Buscopan, 5 Amp. zu 1 ml/Drg. oder Supp.,
- Fortral, 3 Amp. zu 5 ml/Drg.,
- Tramal, 3 Amp. zu 2 ml/Drg.,
- Valium, 5 Amp. zu 2 ml/Drg.,
- Psyquil, 3 Amp. zu 2 ml/Drg.

Diese Liste kann variiert und den entsprechenden Gegebenheiten angepaßt werden; eine derart weitgehende Ausstattung wird nur auf wenigen Tauchbasen anzutreffen sein.
Die Problematik einer solcherart gestalteten Medikamentenbevorratung ist hinlänglich bekannt, grundsätzlich ist die Abgabe von Medikamenten an medizinische Laien mit großer Zurückhaltung zu handhaben. Viele Basisleiter, vor allem in tropischen Ländern, sind jedoch oft weitab jeglicher medizinischer Versorgung, so daß bei Anwesenheit eines Arztes oftmals bei entsprechender medikamentöser Ausstattung wirkungsvolle Hilfe möglich ist. Außerdem lassen viele Ärzte, die sich im Urlaub befinden, einen Teil ihrer Reiseapotheke auf den Tauchbasen zurück, es besteht deshalb häufig ein reichlich ausgestattetes Medikamentenlager. Dem Arzt obliegt es daher, durch Beratung eine Ergänzung, Reduzierung oder Ausmusterung überalteter Medikamente durchzuführen.

Literatur

Ahnefeld, F.W.: Atemspende und HIV-Risiko. Münch. med. Wschr. 40 (1988) 130

Bennet, P.B., D.H. Elliot: The Physiology and Medicine of Diving and Compressed Air Work, 3nd ed. Baillière, Tindall, London 1982

Bert, P.: La Pression Barometrique. Masson, Paris 1878

Betts, J.: Tauchen in der Schwangerschaft. Caisson 2 (1987) 51

Bühlmann, A.A.: Atmung. In Siegenthaler, W.: Klinische Pathophysiologie, 4. Aufl. Thieme, Stuttgart 1979

Bühlmann, A.A.: Physiologie und Pathologie des Tauchens. Schweiz. Z. Sportmed. 29 (1981)

Bühlmann, A.A.: Dekompression-Dekompressionskrankheit. Springer, Berlin 1983

Bühlmann, A.A.: Tauchmedizin, 2. Aufl., Springer, Berlin 1990

Davis, J.D.: Medical Examination of Sport Scuba Divers. Medical Seminars. Best, San Pedro 1986

Diving Emergenics. In: US Navy Diving Manual, Vol I. Navy Department, Washington D. C. 1975

Ehm, O.F.: Tauchen noch sicherer, 5. Aufl. Müller, Rüschlikon 1991

Ehm, O.F. et al.: Tauglichkeitsuntersuchung bei Sporttauchern. Springer, Berlin 1989

Ganong, W.F.: Medizinische Physiologie: Springer, Berlin 1971

Gauer, O.H., K. Kramer, R. Jung: Physiologie des Menschen, Bd. III: Herz und Kreislauf. Urban & Schwarzenberg, München 1972

Gerstenbrand, F., E. Lorenzoni, K. Seemann: Tauchmedizin, Kongreßberichte 1 – 5. Schlüter, Hannover 1980 – 1990

Goethe, H., E. Zorn: Erste Hilfe bei Unterkühlung. Mat. Med. Nordmark 33 (1981) 76 – 82

Hahn, M.: Dekompression und Tauchcomputer. Tauchmed. Fortbild. 1 (1991) 46 – 49

Hauptverband der gewerblichen Berufsgenossenschaften: Berufsgenossenschaftliche Grundsätze für arbeitsmedizinische Vorsorgeuntersuchungen (G 31). 5. Erg. Gentner, Stuttgart 1977

Heipertz, W.: Sportmedizin, 6. Aufl. Thieme, Stuttgart 1980

Hensel, H.: Temperaturregulation. In Keidel, W.D.: Kurzgefaßtes Lehrbuch der Physiologie, 5. Aufl. Thieme, Stuttgart 1979

Holzapfel, R.B.: Skorpionfische: Symptome und Erste Hilfe bei Verletzungen. Submarin 9 (1981) 54 – 55

Holzapfel, R.B.: Jugend und Tauchmedizin. Sporttaucher 1981, H. 12, 10 – 13 u. 1982, H. 1, 16 – 17

Holzapfel, R.B.: Alter schützt vor Tauchen nicht. Tauchen 10 (1986) 40 – 42

Holzapfel, R.B.: Richtig tauchen, 6. Aufl. BLV, München 1993

John, S.: Sportärztliche Tauglichkeitsuntersuchungen für den Unterwassersport. Mat. Med. Nordmark 33 (1981) 57 – 67

Kalthoff, H., S. John: Augenkrankheiten und Tauchen. Caisson 1/2 (1986) 15 – 18

Keller, H., A.A. Bühlmann: Deep diving and short decompression by breathing mixed gases. J. appl. Physiol. 20 (1965) 1267 – 1270

Lippert, H.: SI-Einheiten in der Medizin. Urban & Schwarzenberg, München 1978

Lollgen, H., H.V. Ulmer: Ergometrie-Empfehlungen zur Durchführung und Bewertungen ergometrischer Untersuchungen. Ulm. Wschr. 63 (1985) 651 – 677

Matthys, H.: Medizinische Tauchfibel, 3. Aufl. Springer, Berlin 1983

Moon, R.E. et al.: Patent foramen ovale and decompression – sickness in divers. Lancet 3 1988, 513 – 514

Nix, W.A., H.C. Hopf: Schädigung des zentralen Nervensystems nach Dekompressionszwischenfällen. Dtsch. med. Wschr. 105 (1980) 302 –3 06

Nolte, H., K. von Schnackenburg: Einflüsse der Hyperoxie auf das Zentralnervensystem. Pneumonologie 149 (1973) 87 – 96

Poser, H., P. Gabriel-Jürgens: Knochen- und Gelenksveränderungen durch Druckluft bei Tauchern und Caissonarbeitern. Fortschr. Röntgenstr. 126 (1977) 157

Poulet, G., R. Barincou: Das große Buch vom Tauchsport. Nymphenburger, München 1972

Reimann, K.: Spätschäden durch Arbeiten in Druckluft. 14 Jahrestagung Arbeitsmedizin 1976 (107 – 117)

Reiser, K., R. B. Holzapfel: Rettungstaucher der Wasserwacht. Bayer. Rotes Kreuz, Referat Wasserwacht, München 1974

Richter, K., H.J. Löbich: Dekompressionskrankheit – dargestellt an fünf Sektionsbeobachtungen. Verh. dtsch. Ges. Pat. 61 (1978) 45 – 61

Schultebraucks, R.: Tauchen und Asthma. Caisson 3 (1988) 29 – 30

Schwerd, W.: Kurzgefaßtes Lehrbuch der Rechtsmedizin. Deutscher Ärzte-Verlag, Köln 1975

Seemann, K.: Therapie bei Dekompressionsunfällen und Luftembolien. Anaesthesiol Wiederbeleb. 64 (1972)

Seemann, K.: Notfallsituationen beim Sporttauchen. Ärztl. Prax. 56 (1973) 2652

Seemann, K.: Ärztliche Erste Hilfe bei Taucherunfällen. Mat. Med. Nordmark 33 (1981) 68 – 75

Spann W. et al.: Vortrag auf der 4. Tagung des Arbeitskreises süddeutscher Rechtsmediziner am 21. 5. 77, Nürnberg

Strauss, R., L. Prockop: Decompression sickness among scuba divers. J. Amer. med. Ass. 223 (1973) 637

Strutz, J.: Otologische Aspekte beim Tauchen. Hals-, Nasen- u. Ohrenarzt 36 (1988) 198 – 205

Wandel, A.: Das Tauchen, seine Gefahren und die Behandlungsmöglichkeiten bei Tauchzwischenfällen. Dräger-Tauchtechnik 8 (1972)

Sachverzeichnis

A

ABC-Ausrüstung 26
Abdomen, Untersuchung 130
Aerosinusitis s. Barotrauman
Afterdrop 36
Aids 118, 141
Alkalose 59
Alkohol 2, 35, 73, 113
– Intoleranz 88
Altersbegrenzung 114f
Alveolen 3
Amine, biogene 41
Angst 111ff, 132
Aorta 7
Apnoe, inspiratorische 109
Apnoetest 124
Arbeitsvermögen, physiologisches 127
Archimedisches Prinzip 21f, 64
Arouseleffect 112
Arteria spinalis anterior 83
Aspiration 63
– Therapie 109f
Asthma 129
Atelektasen 72
Atemanreiz 109
– verzögerter 59, 63
Atemarbeit 8f
Atemgrenzwert 127
Atemkalkfilter 31, 68
Atemlähmung, zentrale 66
Atemluft, Zusammensetzung 5, 11
Atemmechanik 3f
Atemminutenvolumen, Gerätetauchen 16
– Kohlendioxidvergiftung 67
– Unterkühlung 34
Atemregler s. Lungenautomat
Atemreserven, dynamische 127
Atemruhelage 3f
Atemspende 12, 78
Atemvolumina 4f
Atemwege, freie 108
Atemwegserkrankungen 75
– obstruktive 8, 127
Atemwiderstand 8

Atemzentrum 5, 59
– Kälteschädigung 35
Atemzugvolumen 4
Atmosphäre 14
Atmung 2ff
– laminare Strömung 7f
– Steuerung 5
– turbulente Strömung 8
– Überprüfung 107
– wechselseitige 74
Aufstiegsgeschwindigkeit 74f, 77
Auftauchen, panikartiges 74
Auftauchpausen 81
Auftrieb 21
Ausatemstellung, funktionelle 61
Ausatmung, provozierte 106
Austarieren 21f
Austauchpausen 81
Austauchtabellen 81, 101ff, 138ff
Azidose 67
– Behandlung 77, 110

B

Badetod 134
Bar 13f
Barliter 15
Barrakudas 42
Barosinusitis 54
Barotraumen 47ff
Beatmung 106ff
Belastungs-EKG 127
Bends 85
Bergseetauchen 100
Bergung aus dem Wasser 105
Bernoulli-Gesetz 74
Bewußtlosigkeit 105
Bilharziose 140
Bißverletzungen 41f
Blasenentleerungsstörungen 86
Blaukommen, äußeres 28
– inneres 28, 58, 63
Bleigewichte 21f, 105f
Blow-up 79

Blutdruckverhalten, Preßatmung 60, 125
Blutkreislauf 5ff
Blutviskosität, erhöhte 64, 81
Blutvolumen 5
Bogenapparat, kalorische Reitzung 48
Boyle-Mariotte 14ff, 61
Brennwerte, Nahrungsbestandteile 2
Brustkorbumfang 119

C

Caissonkrankheit 78ff
– besondere Bedingungen 100
– Differentialdiagnose 76
– Fettembolie 83, 87
– freies Intervall 92
– Gastemperatur 18
– Hirnödem 84
– Hubschraubertransport 93
– individuelle Disposition 82
– Innenohrschädigung 86
– neurologische Symptome 85
– perivaskuläres Ödem 84
– Plasmaverlust 84
– Prädisponierende Faktoren 82
– Spätschäden 87ff
– Stadieneinteilung 84
– Therapie 90ff
– Ursache 12, 78ff
Carboxyhämoglobin 65
Central body rewarming method 36
Chemorezeptoren 6
Chokes 86
Cholera 140
Cholesteatom 50
Ciguaveravergiftungen 40
CMAS 115
Corti-Organ-Schädigung 88

D

Dehnungsrezeptoren 63
Dekompressionskrankheit s. Caissonkrankheit
Dekompressionsphase 81
Diabetiker 118, 131
Dichte 21
Diffusion 2
Diurese 2, 64
Drachenkopf 38
Druck, Flüssigkeiten 20

Druckabfall, relativer 80
Druckausgleich 9, 27, 48ff, 54
Druckeinheiten 12ff
Druckentlastung, Modellversuch 80
Druckkammer 77f
– Abstiegsgeschwindigkeit 99
– Aufbau 93
– Aufstiegsgeschwindigkeit 99
– Behandlung 91
– Behandlungsdruck 96
– Behandlungstabellen 98ff
– Donald-Duck-Effekt 25
– Sauerstofftherapie 70ff, 99
– stationäre 93
– transportable 93
– Verzeichnis 136ff
Druckkammertherapie 96ff
– ärztliche Untersuchung 99
– Dringlichkeit 92
– Prinzipien 96
– Sauerstoffvergiftung 99
– ZNS-Symptomatik 99
– Zunahme der Beschwerden 99
Druckminderkammer s. Lungenautomat
Druckminderventil s. Lungenautomat
Druckzunahme, realtive 49
Durchgangssyndrom 87

E

Edelgase 12
EEG, ZNS-Symptomatik 99
Einflußstauung, obere 75
Eiweißdenaturierung bei Giftfischverletzungen 38
Ekzem, Wasserkontakt 45
Embolie, arterielle 75f
Energieumsatz 1
Enzephalomyelopathie 87
Enzymfreisetzung, Caissonkrankheit 84
Epilepsie 133
Ergometrie 130
Ernährung 2f
Ernährungsberatung 2
Erste Hilfe 105f
Erstickungstod 109
Ertrinken, sekundäres 110
Ertrinkungstod 73, 105, 109, 134
Eustachi-Röhre 9, 47ff
– Durchgängigkeit 128
Exostosen, äußerer Gehörgang 46, 128
Exspiration 3f

F

Fettembolie 83, 87
– Unterkühlung 36
Feuerkoralle 41
Fibroplasie, retrolentale 69
Finimeter 30
Flachwasserbewußtlosigkeit 62f
Flack-Test 124
Flossen 26
Flüssigkeiten, physikalische Eigenschaften 20ff
Foramen ovale 87
Frauen, Tauchtauglichkeit 116
Freitauchgeräte s. Preßluftgeräte
Freitauchgrenze 61f
Fugovergiftungen 40
Fußpilz 45
Füßlinge 27

G

Gasabfluß, behinderter 74
Gasausscheidung, beschleunigte 92
Gasaustausch, äußerer 3
– innerer 7
Gasblasen, embolische Verschlüsse 70
Gasblasenradius 96f
Gase, Verhalten unter Druck 14, 19, 78
Gasembolien 75f
– Folgeschäden 85, 129
Gasdruck, Temperaturabhängigkeit 17f
Gasgesetze 14ff
– Boyle-Mariotte 14ff, 61f, 96f
– Dalton 18, 68, 72
– Gay-Lussac 17f
– Henry 19f, 70, 78, 97
Gaskeime 80f
Gaskerne, biochem. Aktivität 84
Gastheorie, kinetische 17
Gauer-Henry-Reflex 64
Gehörgang, äußerer 52
– – Infekte 45
– – Inspektion 128
Gehörknöchelchen 9, 47
Gelbfieber 140
Gerinnungsneigung, erhöhte 75f, 77, 92
Gesamtdruck 14f, 18
Gesamtkapazität, Lunge 4, 61
Geschlechtskrankheiten 140
Gesicht, Barotrauma 55
Gesichtsfeldeinschränkung 24, 112
Gewebe, Gassättigung 79f
Gewichtskraft 13, 21
Giftfischverletzungen 37ff
Gaukom 128
Grundumsatz 1, 34
GTÜM 133

H

Haie 42
Halbseitenlähmung 76
Hämatosinus 53
Hämatotympanon 50
Hämoglobin, Sauerstoffbindung 5, 19, 65
Handzeichen, internationale 25
Haut, Barotrauma 57f
Hautemphysem 75
Hautschäden, Salz- und Chlorwasser 44
Heliox 31
Helmtaucher 25, 28, 58f
Hepatitis A 140
Hernien 124, 130
Herz 5ff
Herzdruckmassage 12, 78, 108f
Herzvitien 129
Hibler, Wärmepackung 37
Hirngefäße, Spasmus 59
Hirnödem, Caissonkrankheit 84
– Prophylaxe 92
Hochdruckstufe s. Lugenautomat
Hohlräume, luftgefüllte 7ff, 13
Hörsturz, Schnorcheltauchen 55
Hörverlust 88
HPNS 31
Hubschraubertransport 93, 137f
Hüftkopfnekrose, aseptische 89f
Human factor 111
Hustenreiz, Schnorcheltauchen 27
Hyperbare Oxygenation 97
– Sauerstofftherapie 66, 70f, 97ff
Hyperkapnie 67
Hyperopie, funktionelle 24
Hypertonie 122, 133
Hyperventilation 5
– bei Beatmung 108f
– Gerätetaucher 65
– Schnorcheltaucher 59
Hypokapnie 59

Sachverzeichnis

I

Intergase 72, 80f
Infektionskrankheiten, tropische 140ff
Innenohr 9
– Dekompressionstrauma 129
– Eindellung rundes Fenster 55
– Schäden bei Caissonkrankheit 88
Inspiration 3f
Interkostalmuskulatur 3
Joule 1

K

Kalorie 1
Kammerflimmern 109
– Süßwasseraspiration 109
– Unterkühlung 36
Karotispuls 107
Kelvin 17
Kerntemperatur 35
Kieferhöhlen 53
Körpergewicht 119, 132
Kohlendioxid 2, 5, 7, 61
– Atemreiz 5, 12, 67
– Vergiftung 67f
– – Druckkammer 68
– – Helmtaucher 68
Kohlenmonoxid 12
– Vergiftung 65ff
Kollapsverschluß 75
Kompressor 28
– Arbeitsweise 30
– verunreinigte Luft 66, 68
Konditionierung von Reizen 112
Konstitutionstypen 119
Kontraindikationen, Tauchtauglichkeit 129f
Konvektion, Wasser 22f, 34
Kopffüßler 40
Kopfhaube, eng anliegende 52
Kopfschmerz, plötzlicher 76
Korallen, Rißverletzungen 44
– Verletzungen 44
Körpertemperatur 1, 22
Körperwärme 34
Krampfanfall, Sauerstoffvergiftung 71
Kreislaufanpassungsvermögen 125
Kreislaufgeräte s. Sauerstoffgeräte
Kreislaufkollaps, Hitzschlag 33
– Preßatmung 60

L

Labyrinth 10
Labyrinthschock 48
Laryngospasmus 109
Leber, Enzymsteigerung 20
Leistungsvermögen, Einschätzung 114
Lichtbrechung 24
Linksseitenlagerung s. Natolage
Lorrain-Smith-Effekt 71
Luft, Wärmeleitfähigkeit 23
Luftdruck, Messung 13
Luftembolie 74ff
– Druckkammertherapie 78, 91
– freies Intervall 92
– Lagerung 76
– Therapie 90ff
– zentrale 75, 77
Luftmoleküle, Strömungswiderstand 7
Luftströmung, laminare 7f
– turbulente 8
Luftturbulenzen 4
Luftverbrauch, Gerätetauchen 4, 16, 28
Lunge 7f
– Aufbau 3
– Barotraumen 23, 74ff
– Gesamtvolumen 4
– Residualvolumen 4
– relativer Unterdruck 61, 63
– Vitalkapazität 5
Lungenautomat 16, 26, 29, 74
– Arbeitsweise 29f
Lungenembolie, Symptome 87
Lungenödem 61, 63
– Salzwasseraspiration 110
Lungenriß 74
– Differentialdiagnose 76
– Therapie 76ff
Lungenüberdruck, Gerätetauchen 7, 29
Lungenüberdehnung 75f
Lungenveränderungen, Sauerstoffvergiftung 71
Lungenvolumen, Verhalten unter Druck 15

M

Magen-Darm-Trakt, Barotraumen 57
Malaria 140
Mantelpneumothorax 75
Masse 21
Mediastinalriß 75
Meeresmilieu, inneres 20

Sachverzeichnis

Meerestiere, Verletzungen 37ff
Membranen, alveoläre 72
Menière-Syndrom 55, 86
Menstruation, Tauchfähigkeit 116, 131
Migräne 133
Mikroblasen 81
Mikroembolien 83
Mikrozirkulation, behinderte 84
Mitteldruckschlauch s. Lungenautomat
Mittelohrhöhle 9, 48f
– Überdruck 53
– Unterdruck 49
Mischgasgeräte 19, 31
Multiple Sklerose 133
Mund-zu-Mund-Beatmung 107f
Muränen 43

N

Nachuntersuchung 133
Nackttauchen 26
Nasenatmung, behinderte 128
Nasenbluten 53
Nasenerkrankungen, obstruktive 53
Nasenklemmen 56
Nasennebenhöhlen 8ff, 128
Nasse Rekompression 93
Naßtauchanzug s. Tauchanzug
Natolage 77
Nebenhöhlen 8ff
– Pneumatisation 9
Nebenhöhlenbarotrauma 53ff
Nervenaustrittspunkte 124
Nervus acusticus 10
– statoacusticus 48, 86
– vestibulocochlearis 88
Nesseltierverletzungen 40
Newton 13
Notaufstieg 74, 76
Nullzeit 81f, 100, 132, 138
– Restrisiko 82
Nystagmus, kalorische Reizung 48

O

Oberflächenpause,
Wiederholungstauchgang 139
Obduktion, Tauchunfall 135f
Ödeme, peribronchiale 72
Ohrenstöpsel 52f
Osteorathralgie s. Bends

Ovales Fenster 55
Ovulationshemmer 116
Oxidation, Nahrungsenergie 1f

P

Panik 112
Panikreaktion 105, 111, 132
Parasympathikus 7
Parkinsonismus 65, 133
Partialdruck 4, 19, 62f, 69 ff
Parulis 57
Pascal 14
Paukenhöhle (s. auch Mittelohrhöhle) 9, 47, 49
Paul-Bert-Effekt 71
Pendelluft s. Totraumluft
Persönlichkeitsbeurteilung 113
Petermännchen 39
Physik 11ff
Plasmaverlust 84
Pleura 3
Pneumothorax 75ff, 91
– Therapie 77f, 78
Pocken 140
Poliomyelitis 140
Preßatmung 60f, 65
Preßdruckversuch s. Valsalva-Versuch
Preßluftgeräte 27ff
Psychologische Aspekte 111ff
Psychoorganisches Syndrom 87
Psychovegetative Reaktionen 113
Pulmonalgefäße 7
Pupillenreaktion 109

Q

Quallen 40
Querschnittsymptomatik 86

R

Rechtsherzüberlastung 61, 63
Reflexstatus 119
Rekompression nasse 93
Rekurrensparese 75
Reserveluft 30
Reserveschaltung 30
Residualvolumen 4, 61
Respiratorischer Quotient 1

Restkapazität 61
Rettungsweste s. Tarierweste
Risikobereitschaft 111
Rochen 38f
Rotfeuerfische 38
Ruffier-Test 125
Rundes Fenster 52

S

Sättigungstauchen 31f
Sauerstoff 2, 5, 7, 20
– chemische Eigenschaften 12
– Hämoglobinbindung 59, 65, 70, 79
– Lösungsverhalten 19, 70f
Sauerstoffgeräte 30
– Vergiftung 31
Sauerstoffmangel 60, 62
– Hyperventilation 59
Sauerstoffpartialdruck 5, 62f
– Alveolen 5
– Druckkammertherapie 69f
Sauerstoffsättigung, Gewebe 70
Sauerstoffschuld 34
Sauerstofftherapie 69
Sauerstoffvergiftung 68ff
– ZNS-Symptome 71
– Therapie 72
Schädelhöhlen 8ff
Schallwellen unter Wasser 25
Scheintod 36
Schleimhäute 128
– abschwellende Medikamente 52
Schmerzmittel, Luftembolie 93
Schnappatmung, finale 109
Schnecke s. Innenohr
Schneckenvergiftungen 40
Schnorchel 26f
– verlängerter 63
Schnorcheltauchen, Unfälle 59ff
Schwangerschaft 117, 131
Schwimmbad-Blackout 60
Schwimmflossen 26f
Seeanemonen 40
Seegurken 44
Seeigelverletzungen 43
Sehleistung 127
SI-Einheiten 14
Sinusitis 53
Skelettsystem, Überprüfung 119
Skelettveränderungen, Caissonunfälle 88f
– Stadieneinteilung 89
Sonnenlicht, Farbabsorption 25
Spannungspneumothorax 75f

Spirometer 1, 126
Spitzenpneumothorax 75
Spontannystagmus 88
Spontanpneumothorax 129
Sprudelwassereffekt 92
Sprungschichten im Wasser 23, 34
Stachelrochen 39
Stechrochen 39
Steinfisch 37f
Stickstoff 12, 72f
– Kumulation 80
– Lösungsverhalten 19
– physikalische Lösung 79
Stickstoffblasen, arterielle 81
Stirnhöhlen 53
Stoffwechsel 1f
Streß 111f
Sympathicus 7

T

Tarierweste 21, 105f
Tauchanzug 21f
– allergisches Ekzem 45
Taucharten 26ff
Tauchbasis, medikamentöse
Ausstattung 142ff
Tauchcomputer 81
Taucherbrille s. Tauchmaske
Taucherflöhe 85
Taucherstürz 28, 58f
Tauchflossen 27
Tauchgangplanung 113
Tauchgerät, Luftvorrat 15
– oberflächenabhängiges 27
– oberflächenunabhängiges 27ff
Tauchmaske 24, 26f
– Unterdruck 55
Tauchpartner 114
Tauchtauglichkeit 111, 115 ff
– Kontraindikationen 129
– Untersuchungsbogen 119ff
– Untersuchungsgang 118ff
Tauchtraining 114
Tauchunfälle 109, 111, 113
– Prophylaxe 114
– rechtsmedizinische Aspekte 134
Tauchverbot 76, 133
Tauchzeitberechnung 15f, 28, 82
Teildruck von Gasen 18
Tetanie 65
Tetanus 140

Thoraxdrainage 77, 91
Thrombozytenaggregation 75, 77, 84
Tiefengrenze für Sporttaucher 69
Tiefenrausch 2, 72f
– Anfälligkeit 113
Tiefenwechsel, häufige 55f
Tieftauchgrenze s. Freitauchgrenze
Tiffeneau-Test 126
Totraumluft 3ff, 27
Transport, Gasembolie 92
Trommelfell 9
– Barotrauma 47ff, 51
– – Stadieneinteilung 50f
– kalorische Reizung 48
– Narbe, atrophische 50, 128
– – hypertrophische 50
– Rekonstruktion 52
– Spiegelung 50, 128
Tuba Eustachi s. Eustachi-Röhre
Tympanoplastik 128
Typhus 140

U

Überdruck 14
Übergewicht und Caissonkrankheit 83
Überhitzung im Wasser 22, 33
Umgebungsdruck 16, 46, 62
Unterdruck, relativer
– – äußerer Gehörgang 52
– – Lunge 61f, 63f
– – Mittelohr 48ff
– – Tauchanzug 57f
Unterkühlung 22, 34ff
– Stadien 34
– Therapie 36f
Urlaubsapotheke 141

V

Valsalva-Versuch 48f, 60, 124f, 125
Van-der-Waals-Kräfte 16

Vasomotorenzentrum 6
Ventilationsstörung, obstruktive 8
Ventilpneumothorax 78
Verbrauchskoagulopathie 84
Verdauungstrakt, Blasenbildung 2
Versagen, menschliches 111
Vitalfunktionen 77, 107
– Aufrechterhaltung 92
– Beurteilung 107ff
Vitalkapazität 5f, 62f, 125f

W

Wärmeentzug durch Konvektion 23, 34
– im Wasser 1
Wärmepackung nach Hibler 37
Wasser 20ff
– Lösungsvermögen 20
– Sichtverhältnisse 24
– Sprech- und Hörvermögen 25
– spezifische Dichte 20
– Wärmeleitfähigkeit 22
Wassersäule, Maßeinheit 13
Wasserstoff 12, 20
Wasserzirkulation, jahreszeitlicher
Wechsel 23
Wiederbelebung 107ff
Wiedererwärmung, rasche 36
Wiederholungsgruppen 139
Wiederholungstabelle 102
Wiederholungstauchgänge 80, 100
– Oberflächenpause 139
– Zeitzuschlag 139

Z

Zähne, Barotraumen 56f
Zellatmung 2
Zentralnervensystem, Gassättigung 79f
Zerumenpfropf 46, 52, 128
Zigarettenabusus 66
Zwerchfell 3